人类密码

看清自己的生理
KAN QING ZI JI DE SHENG LI

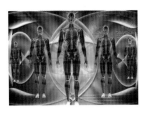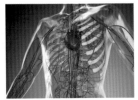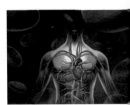

钱佳欣 / 编 著

U0311989

中国大百科全书出版社

图书在版编目（CIP）数据

看清自己的生理 / 钱佳欣编著. —北京：中国大百科全书出版社，2016.1
（探索发现之门）
ISBN 978-7-5000-9814-0

Ⅰ.①看… Ⅱ.①钱… Ⅲ.①人体生理学 – 青少年读物 Ⅳ.①R33-49

中国版本图书馆CIP数据核字（2016）第 024477 号

责任编辑：吴　昊　韩小群
封面设计：大华文苑

出版发行：中国大百科全书出版社
（地址：北京阜成门北大街 17 号　邮政编码：100037　电话：010-88390718）
网址：http://www.ecph.com.cn
印刷：青岛乐喜力科技发展有限公司
开本：710 毫米×1000 毫米　1/16　印张：13　字数：200 千字
2016 年 1 月第 1 版　2019 年 1 月第 2 次印刷
书号：ISBN 978-7-5000-9814-0
定价：52.00 元

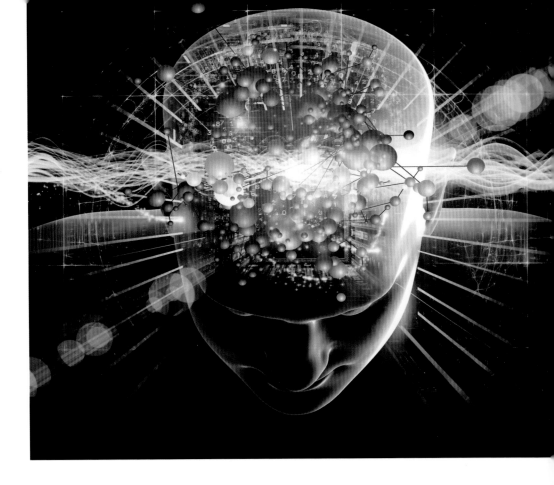

前 言
PREFACE

人类是地球上最具智慧的生命。我们要认清整个自然世界，因为自然是我们生存的摇篮；而我们更应认清自己，因为人类是地球的主人，是万物之灵，是自然发展的生物的高级阶段。

生命现象是我们最关心的，因为它是关乎人类能否生存的问题。千百年来，人们总是在问我们从哪儿来、怎样发展等问题。作为人类，如果我们不能解释清楚自身的起源与存在，那么就会永远处于混沌的蒙昧状态之中，就无法看清我们的生存与发展之路，当然也就谈不上真正意义上的生存质量与生命质量。

我们身体的各种组织和器官组成了人体，每一种组织、每一个器官都有不同的功能，其中还蕴藏着许多奥秘。但我们对自身的认识还远远不

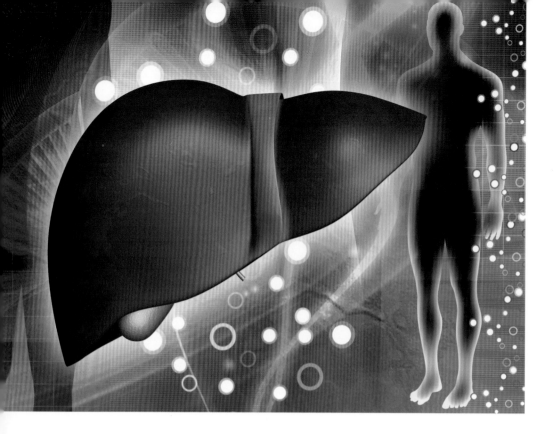

够，还不能很透彻地认识自己，还存在许多难以破解的人体神秘现象。从认识人体自身开始，才能真正地认识人类和人类社会。

人类创造了悠久、灿烂的社会历史，时间长河将其许多华章慢慢湮没，斑驳的历史也给我们留下了许多未解之谜，特别是史前世界、玛雅文明、克里特文明、迈锡尼文明、苏美尔文明等的消失。这些问题的答案会给予我们很大的启示，使我们得以永续发展。

科技是人类社会前进的动力。科技的进步是循序渐进的、有一定的规律性。而已被发现的许多史前科技却大大超越了当时的生产力水平，就连现代科技也难以解释。是什么魔力使得史前科技如此高度发达呢？如果能破译史前科技之谜，寻找到神秘的创造力量，也许人类社会就能向更高的层次迈进。

人类社会创造了辉煌发达的物质文明，一处处的宝藏就是人类社会物质文明的库房，也是人类辛勤汗水的堆积。几千年的历史沙尘，封存了多少巨大宝藏呢？它们又被埋藏在什么地方呢？掌握宝藏的羊皮卷，叩开宝藏的芝麻门，这是很多人的梦想。发现宝藏，保护宝藏，让它造福于人类社会，这是我们的责任，也是我们的义务。

总之，人类社会的丰富多彩与无穷魅力就在于那许许多多的难解之谜，它吸引人们密切关注和不断探寻。我们总是不断地试着去认识它、探索它。虽然今天的科学技术发展日新月异，达到了很高的程度，但对于人类无穷的奥秘还是难以圆满解答。古今中外，许许多多的科学先驱不断奋斗，推进了科学技术的大发展，一个个奥秘不断被解开，但又发现了许多新的奥秘，又不得不向新的课题发起挑战。科学技术不断向前发展，人类探索的脚步永不止息，解决旧问题、探索新领域就是人类文明一步一步发展的足迹。

为了激励广大读者认识和探索人类社会的奥妙，普及科学知识，我们根据中外的最新研究成果，编写了本套丛书。本丛书主要包括生命密码、人体生理、史前文明、史前科技等内容，具有很强的系统性、科学性、前沿性和新奇性。

本套丛书知识全面、内容精练、语言简洁、通俗易懂、图文并茂，非常适合读者阅读和收藏。丛书的编写宗旨是使广大读者在趣味盎然地了解人类的神秘现象的同时，能够加深思考、启迪智慧、开阔视野、增长知识，正确了解和认识人类的奥秘，激发求知欲和探索精神，激起热爱科学和追求科学的热情，不断创造新的人类文明，推动人类历史向前发展。

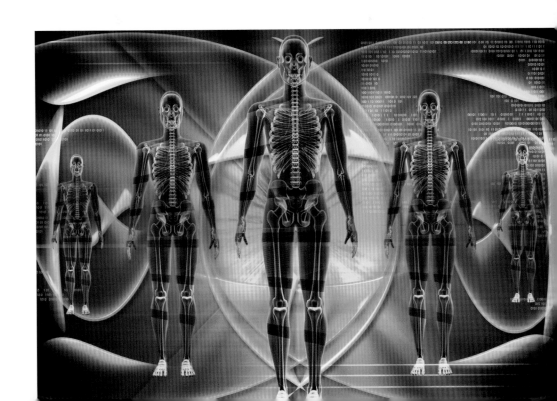

Contents 目录

人体透视

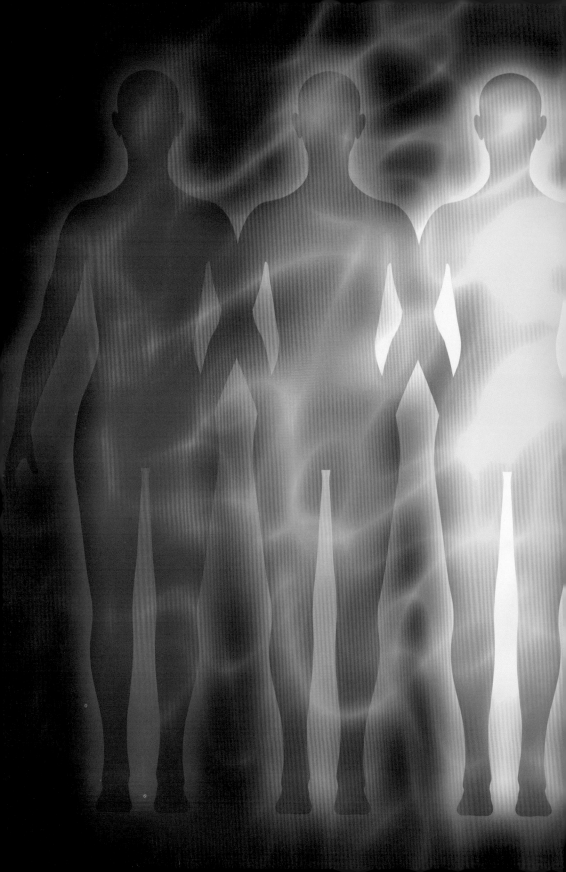

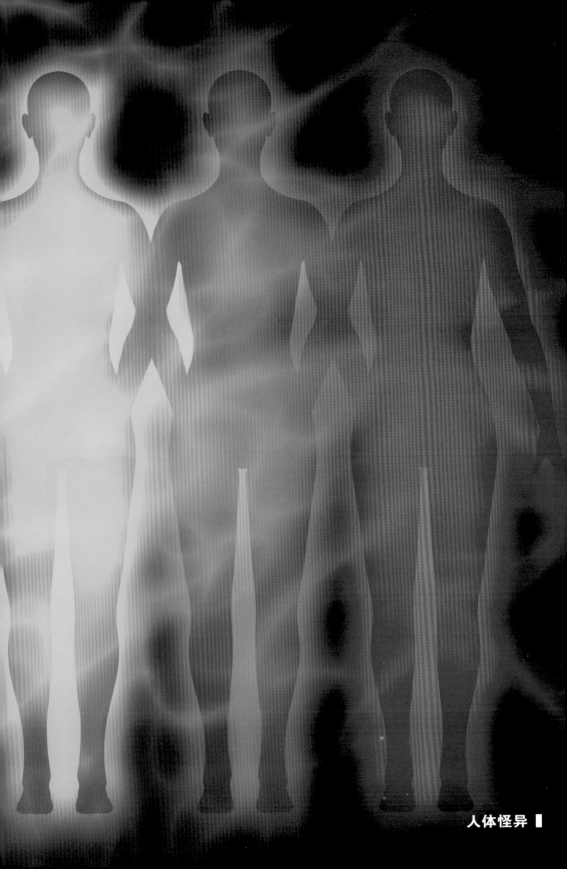

人体怪异

Ren Ti De
Hui Guang
Xian Xiang

人体的
辉光现象

基尔纳的发现

早在1911年，英国一名叫华尔德·基尔纳的医生采用双花青染料涂刷玻璃屏时，首次意外发现了环绕在人体周围宽约0.015米的发光边缘。

有一天，医院的理疗暗室里漆黑一片。基尔纳正透过双花青素染料刷过的玻璃屏观察病人的治疗情况。突然，一个奇怪的现象产生了，只见裸体病人的体表出现了一圈0.015米厚的光晕，它色彩瑰丽，忽隐忽现，宛如缥缈的云雾，又像凝聚的气体，使人感到神秘莫测。这就是人体辉光。

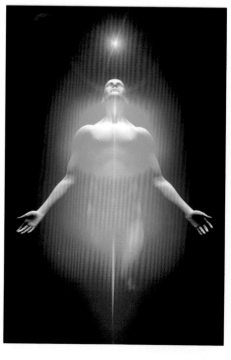
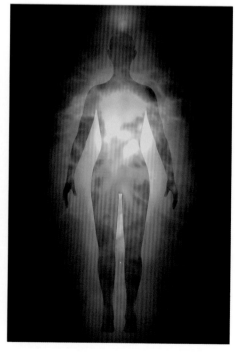

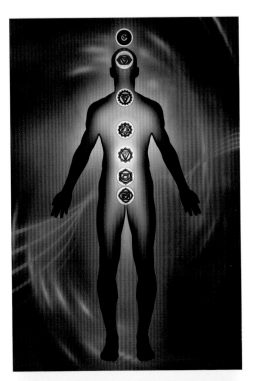

人体名片

名称：人体辉光
类别：身体发光
特征：人体发光，相当于1
　　　瓦灯泡
年龄：1~80岁
国家：英国、意大利等

辉光趣闻

早在1669年，丹麦著名医生巴尔宁曾报道过一个惊人的消息：一个意大利妇女的皮肤会发出鲜艳的光芒。

18世纪，英国科学家普利斯里也记载了一名甲状腺疾病患者汗水发光的趣闻：在黑暗中，这个人身上被汗水浸透的衬衣，好像被神奇的火焰笼罩着。

100多年前的《英国技师》杂志上，记述了一名美国妇女脚趾发光的事例。有一次，她在入睡前突然发现，自己右脚四趾的上半截竟然会发光。她搓了搓脚趾，发出的光芒更强烈了。使人难以理解的是，这名妇女右脚发光时，会散发出一种难闻的气味。甚至用肥皂洗脚，臭味和发光都丝毫不受影响。

忽明忽暗的辉光

人体辉光的颜色和形状会根据人的健康状况、生理和心理活

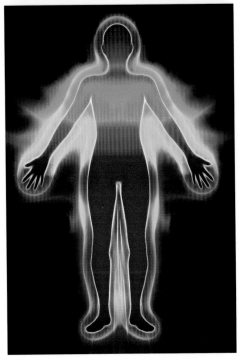

动等发生变化。通常，青壮年的光晕比老人和婴儿明亮，身体健壮者比体弱者明亮，运动员比一般人明亮。同一个人各部位的亮度也不一样，手和脚的光晕亮度较大，胳膊、腿和躯干的亮度小一些。

人体辉光是在特殊的外界环境中发出的，这是一种被动发光。人体会不会主动发光呢？会，不过，这是一种超微弱冷光。据测定，它的能量微乎其微，即一个人发出的超微弱冷光，相当于200千米外一只一瓦特灯泡向四周散射的光芒。对此，人的肉眼是看不见的。

它会随人的年龄增长、健康状况的变化，以及饥饿、睡眠等生理变化，而发生相应的改变。而当一个人死亡一段时间后，光环即行消失。

解开人体辉光之谜

20世纪80年代后，日本、美国等国家相继使用高科技先进仪器对"人体辉光"进行研究，试图解开"人体辉光"之谜。

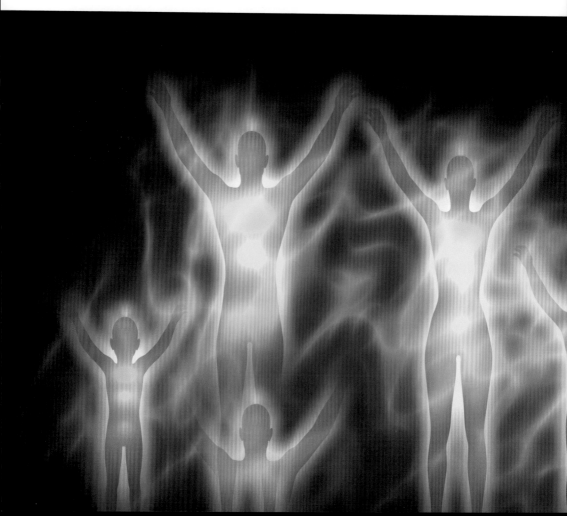

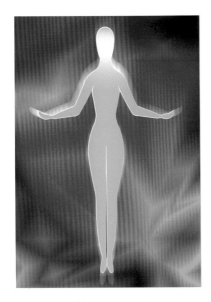

　　"日本新技术开发事业集团"采用了具有世界上最高敏感度的，用于微弱光检测的光电子倍增管和显像装置，成功地对"人体辉光"进行了图像显示，并把这种辉光称为"人体生物光"，同时把这一科研成果应用到医学研究上去。

　　他们对自愿受检的30位病人进行了生物学测试，其中有1岁婴儿至80岁老人。测试结果表明，人体均能发出"辉光"，在新陈代谢强度降低情况下如甲状腺切除者、甲状腺功能衰退者及正常人在睡眠和夜间，生物光强度会减弱。

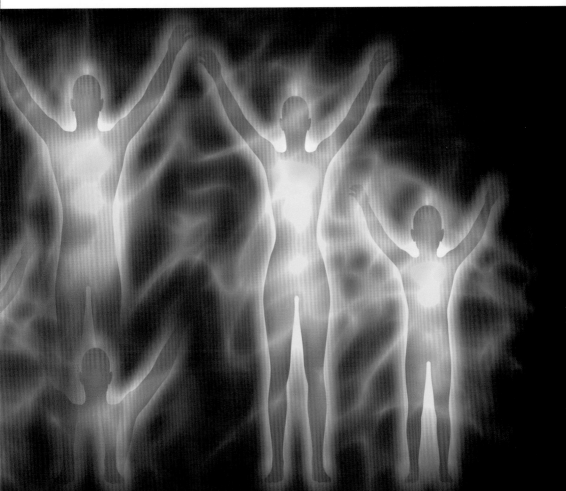

Ren Ti De
Zi Ran
Xian Xiang

人体的
自燃现象

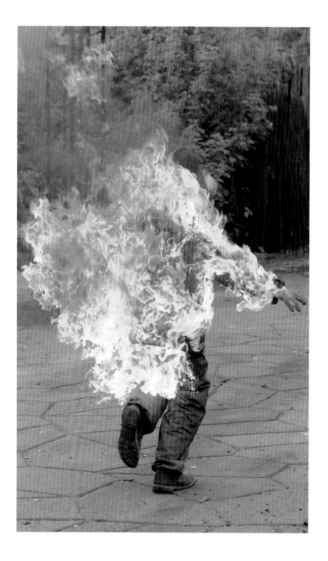

燃烧的人

人体自燃是指人体突然自发燃烧。古今中外，对人体自燃现象都有过报道。前几年我国也报道过类似的"局部自燃"现象。

2013年8月，印度一名3个月大的男婴自燃起火，这名男婴名叫拉胡尔，出生在印度廷迪瓦南村。他在9天大的时候身体第一次自燃起火，幸好及时被母亲扑灭。此后他又经历了3次自燃事件。

印度一儿科专家表示，"这是非常罕见的案例，拉胡尔可能患有一种被称为'人体自燃症'的罕见疾病。他皮肤毛孔中会分泌可燃气体和液体。对于这种病我们没有专门的治疗方法，只能按烧伤进行救治。目前，出于安全考虑，拉胡

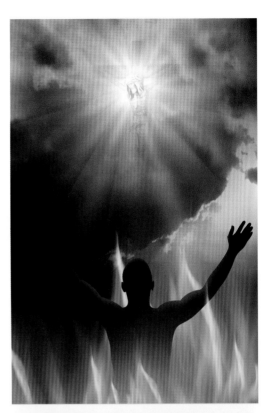

人体名片

名称: 人体自燃

类别: 身体燃烧

特征: 人体自动燃烧,并毁坏
　　　衣物或身体

年龄: 不限

国家: 印度、中国、美国等

尔被置于水桶中,旁边还放有灭火
器,医生建议其父母应尽量避免其
在太阳下活动,而且要穿上特制衣
服。"

1990年4月15日上午8时,湖南
省有一个年仅4岁叫康江的小男孩,
屁股发出的火烧穿裤子,而且接二
连三地发生。当时医院诊断为静电
反应,于是将他放在一个无金属无
静电的房间,谁知无济于事,照烧
不误。

1994年1月12日,青岛医学院
附属医院收治了一位叫孙彦虎的儿
童,他能把穿在身上的衣服、袜子
烧成焦糊状。

1月7日早晨起床时,他母亲看
见他的枕头又烧成了一个洞。

摸不着头脑的火灾

1966年12月,在美国宾夕法
尼亚州波特城,一位老人正在自己
家里推车上坐着,突然自燃,整个
人体除半条腿外,全部化为灰烬,

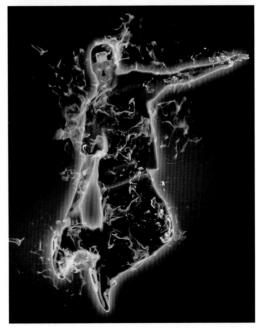

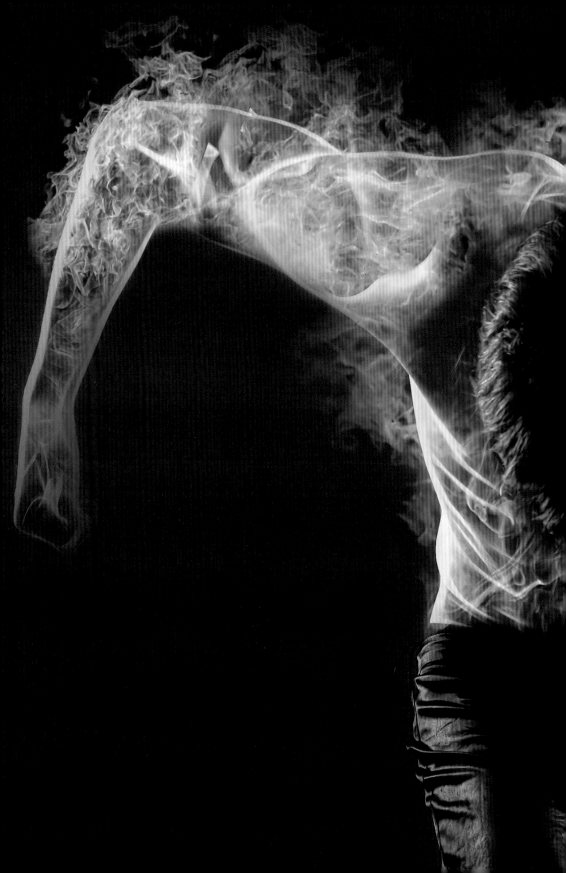

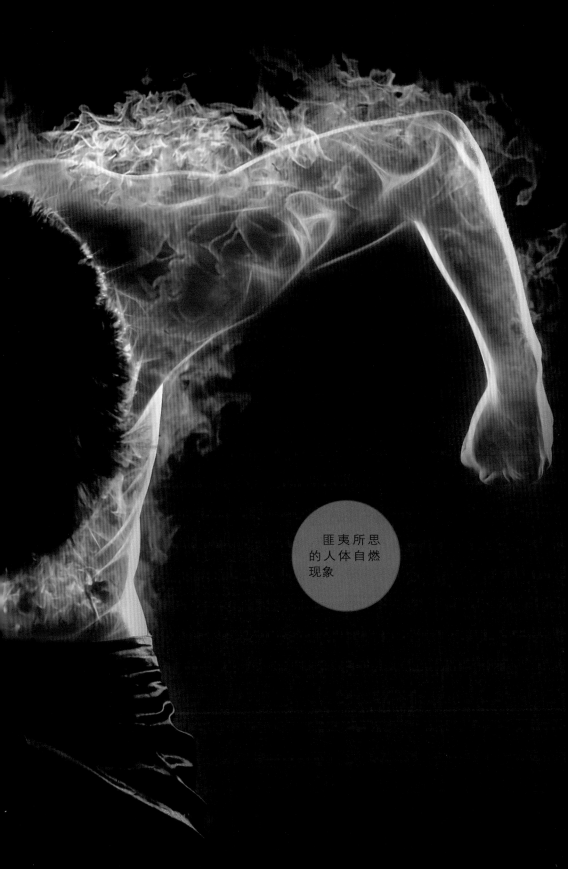

匪夷所思
的人体自燃
现象

可老人所坐推车支架下的胶垫却完好无损。

1986年3月26日傍晚，美国纽约州北部的消防员接到报案，请他们去调查一起让人摸不着头脑的火灾。一个叫乔治·莫特的人上床睡觉的时候还是好好的，一个原本有80千克重的人，最后被烧得只剩下1000克的骨头，可是，火却没有把房子烧掉。

2002年元旦，在比利时布鲁塞尔北面，阿黛儿·瓦达克正和家人一起从海滩捡了一些贝壳后，开车回家，突然发现自己的大腿冒出火焰。她从腰部到膝盖被严重烧伤。她的医生至今无法查明起火的原因。

难解的自燃谜团

人们发现，在人体自燃的时候，往往周围的易燃物都不会大面积燃烧。按照一般常识，将人体化为灰烬需要相当高的温度，绝对足以点燃周围的易燃物，可事实上却并非如此。这实在让人难以理解。

人体为什么会出现自燃现象呢？有些科学家认为，人体自燃与体内过量的可燃性脂肪有关，如果体内积累过多可燃性脂肪，到一定时间，就会

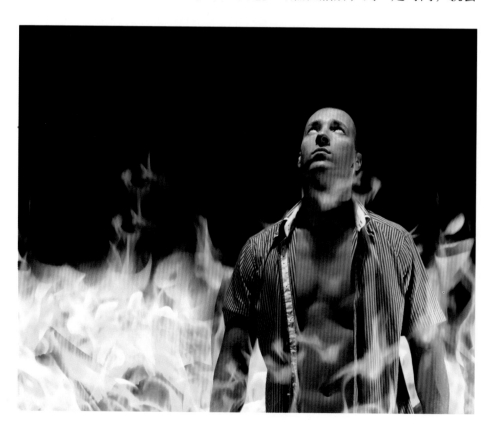

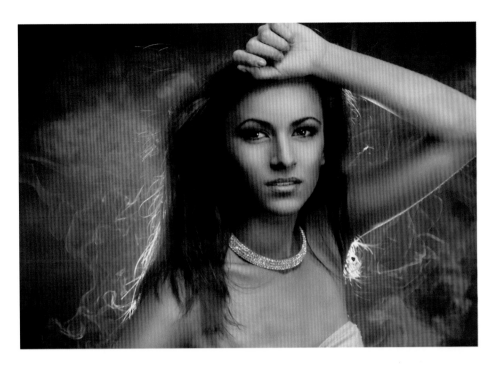

自发燃烧起来。

　　有些科学家认为，人体内可能存在着一种比原子还小的"燃粒子"。当燃粒子积累到一定数量时，有可能引起自燃。

　　有些科学家认为，人体自燃可能是由于人体内磷积累过多，进而形成一种"发光的火焰"。到了一定时候，火焰就转变成燃烧的大火，从而把人烧成灰烬。

　　有些科学家认为，人体内存在某种天然的"电流体"。这种电流体达到了某种条件时，可能造成体内可燃性物质的燃烧。

　　这些观点还缺少令人信服的实验证据。因此，人体自燃现象仍是一个待揭之谜。

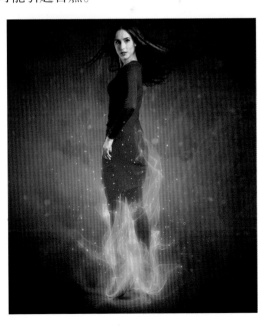

奇怪的
人体变化

Qi Guai De
Ren Ti
Bian Hua

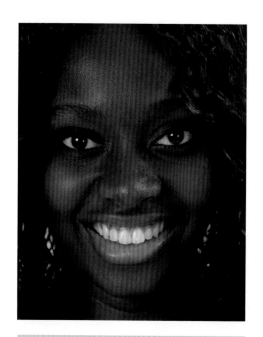

人体名片

名称：肤色改变
类别：身体行为
特征：皮肤由黑变白
年龄：51岁
国家：美国

黑人变白人

美国纽约有一名黑人妇女，名叫文蒂，当年51岁，她出生在一个纯粹的黑人家庭，祖祖辈辈从没有与白人发生过婚姻关系。她长着一身黑人特有的乌黑油亮的肌肤。

两年前，文蒂不幸染上了一种无名怪病，在因病情恶化而被送进医院急救手术时，文蒂的心脏突然停止跳动，经医生竭力抢救，才使她得以死里逃生。

可是，文蒂经过抢救之后，身上的皮肤逐渐绽裂、剥落，并重新长出一层白色的新皮肤。当她病好出院时，全身皮肤都变成了白色，变成了一个彻头彻尾的白种女人，而且至今也没见她恢复本色。

嘴冒铜铂的怪象

生活在美国佛州印第安裔的家庭妇女凯蒂就十分奇特，她的下唇左侧与舌头之间会神奇地冒

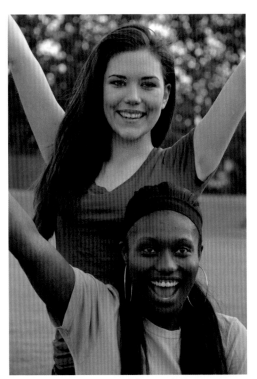

出一小片、一小片金光闪闪的铜铂。每当凯蒂处在恍惚状态时，除了口中会冒出铜铂外，她的脸上、前胸、腹部、大腿处也会发生这种情况，冒出铜铂的皮肤周围随即会出现红润颜色。

凯蒂的这种奇特功能前所未闻，使得从事研究超常现象的舒华兹医学院博士称奇不已。

她皮肤冒铜铂的现象是毫无预感的，随时随地都会发生。凯蒂身上冒出来的这些铜铂，其中铜的成分占98％，铂成分占2％。这些奥秘至今也未能揭晓。

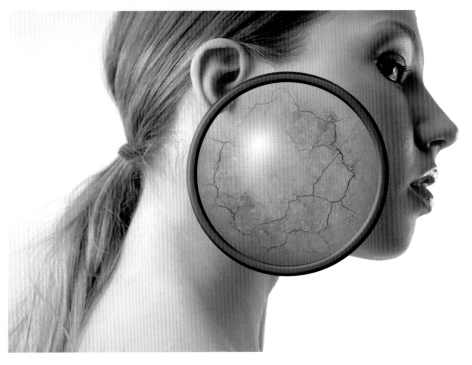

人的肉身
为什么不腐

肉身不腐的禅师

　　790年，91岁高龄的无际禅师感觉自己活不了多久了，于是返回湖南衡山的南台寺，停止进食。嘱咐门徒将他平素收集来的100多种草药熬汤，他每日豪饮10多碗。饮后小便频繁，大汗淋漓。门徒纷纷劝阻，大师只是笑而不语，继续饮用这种芳香的汤药。

人体名片

名称：肉身不腐
类别：身体行为
特点：尸体不腐烂
年龄：91岁
国家：中国

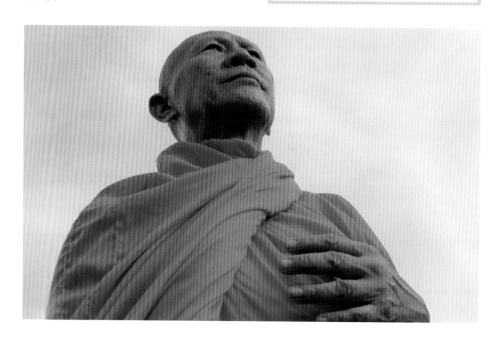

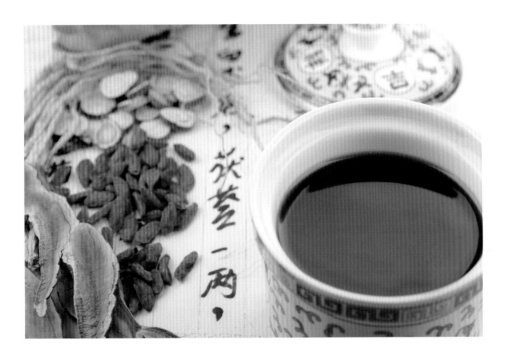

　　一个月后，他变得面色红赤清瘦，两目如炬。有一天，他口念佛经，端坐不动，安详地圆寂了。又过了一段时间，禅师的肉身不但没腐，而且芬芳四溢，门徒及当地善男信女大感惊诧，认为这是禅师功德无量的结果，便特地建了寺庙敬奉。1000多年来，香火旺盛不辍。

肉身不朽的原因

　　20世纪30年代，军阀割据，战乱频繁。日本间谍渡边四郎将无际禅师的肉身偷运到日本，安置在东京郊外的一座地下仓库里。现保存于日本横滨鹤见区总特寺的我国唐代高僧无际禅师的肉身，历经多年而迄今保存完好，被学术界视为世界奇迹。

　　专家指出，木乃伊的保存是人工药制的"躯壳"，并不稀奇。但暴露于空气中的肉身千年不朽，实为世界一大奇迹。

　　经检查，禅师腹内无污物，体内渗满了防腐药物，嘴及肛门均被封住，这些都是肉身不朽的基本原因。

　　禅师肉身千年不朽的根本原因到底是什么，还有他临终前饮用的大量汤药究竟是些什么草药，人们对此就不得而知了。

Tan Xiao Se Bian
De
Xiao Si Zheng

谈笑色变的
笑死症

谈笑色变的莫歌族人

人常说，"笑一笑，十年少"，这早已是我们东方人信奉的一条养生之道。于是，在生活中多些笑声，多些开心，早已是人人共求的一件美事。然而，在另一个种族"莫歌族"，笑，对他们却成了一种严重的威胁。他们会因大笑而致死，这种怪异现象被称为"笑死症"。

莫歌族，至今还是一个原始部落，他们仍过着原始社会石器时代的生活。在这里，大笑成了他们的悲哀，人们个个都畏惧笑，甚至憎恨大笑。

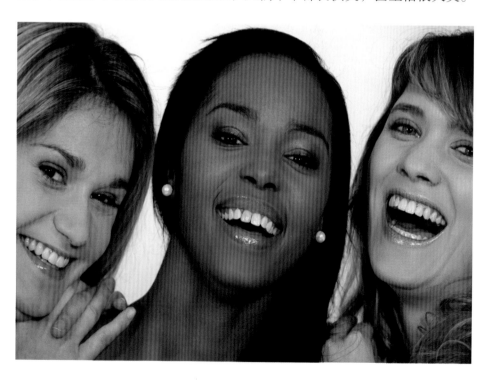

人体名片

名　称：笑死症
类　别：身体行为
特　点：因大笑致死
年　龄：不限
国　家：新几内亚

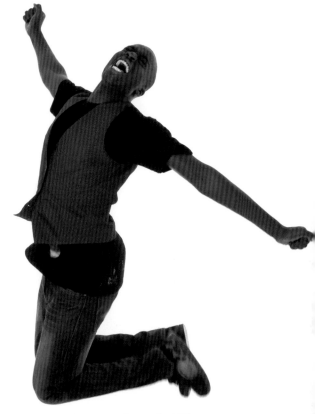

因为，在他们的同伴或家庭中，因大笑而致死的人已达数千人之多，这不能不令他们"谈笑色变"。

令人目瞪口呆的笑死症

最早发现莫歌族有这种怪病的是一位到那里寻金的德国人。他亲眼看见了两名莫歌族人莫名其妙、无缘无故地哈哈大笑，笑声停止后，他赶紧过去看大笑的人，结果大笑者已经停止呼吸了。

后来，有两名科学家听说后，便深入此地进行考察研究。

于是两位科学家选择了一个好时机，来到新几内亚的莫歌族部落的居地，深入实地的考察，果然他们也目睹了"笑死症"。

那是在一次莫歌族人的婚礼上，两位科学家亲眼看到一位跳舞的少女，跳得正开心，突然狂笑起来，不知是因为太开心太高兴还是受到刺激，她不但狂笑不止，还以超人的力量挥起木棒，狠狠地将一名猝不及防的莫歌族战士的脑袋击碎，战士倒地身亡，她自己也因为狂笑而死掉，这令两位科学家目瞪口呆。

时间一年年地过去了，科学家及有关的专家一直在探索研究，然而至今却找不出令其发笑致死的病因，"笑死症"仍然是一个无法解释的谜。

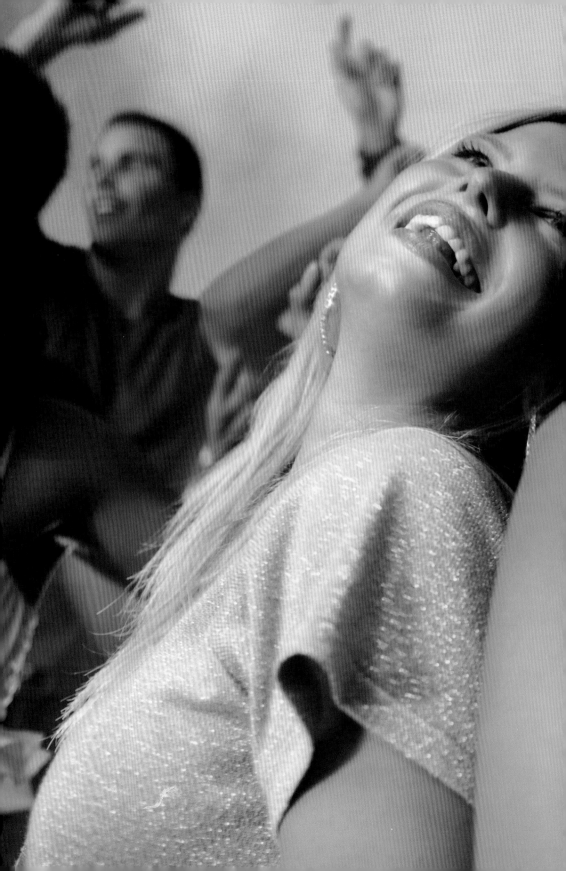

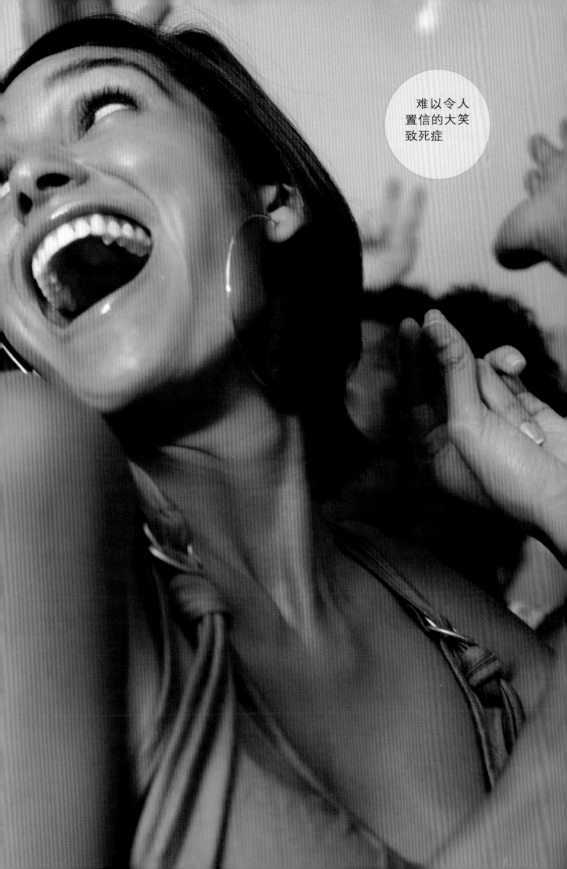

难以令人
置信的大笑
致死症

Bu Ke Si Yi
De
Qian Neng Li

不可思议的潜能力

超常的记忆能力

俄罗斯的第一个国际象棋世界冠军亚历山大·阿廖欣拥有超常的记忆力，他能够记得并复述出他以前下过的任何一盘棋。1932年阿廖欣下了一场与32个人同时对阵的"盲棋"。

埃里温人谢尔盖·加里比扬在1990年的一次实验中，记住并几乎无误地重复了所告诉他的1000个外语生词。这些词属于不同的语言：阿拉伯语、乌尔都语、高棉语、孟加拉语、英语、达里语、德语、世界语、意大

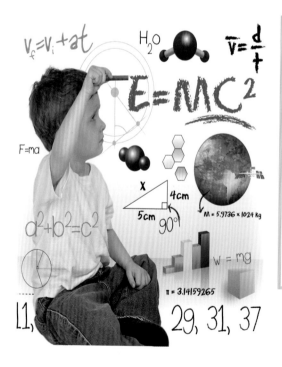

人体名片

名称：潜能力

类别：身体行为

特点：超常的记忆和计算能力

年龄：不限

国家：澳大利亚、意大利、俄罗斯等

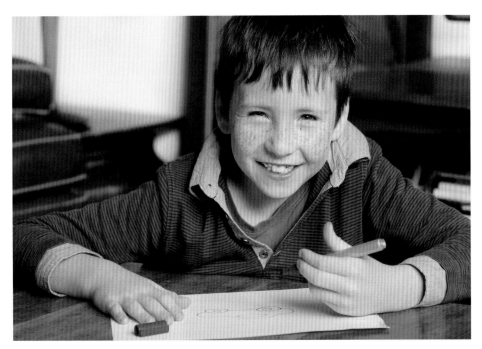

利语，这些语言他均不懂。记者们给加里比扬起个外号叫"记忆力先生"。

著名的科学家约费院士凭记忆使用对数表，在这些对数表中有3000万个数字。

超常的计算能力

11岁的南斯拉夫少年鲍里斯拉夫·加江斯基在一分钟里求出了数字34851736845436145887 2的22次幂的根。他可以解出任何一道如此复杂的算式。能够进行如此计算的人被戏称为"计算器"。

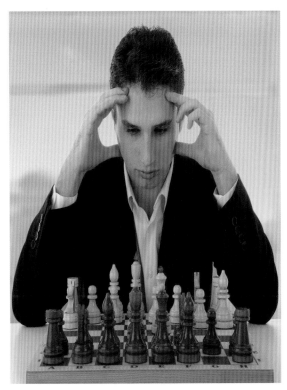

Yu Si Shen
Ca Shen Er Guo

与死神
擦身而过

天使的保护

2004年5月28日，波兰一个高龄77岁的老太太的遭遇成了国际新闻，因为她一生遭遇过两次飞机失事，4次火车相撞，也经历过沉船事件，不过最后都化险为夷。波兰科学家想要探讨为何有人这样幸运。这个老太太叫巴巴拉·罗雅，从幼年起，她就灾难不断，但每次都似乎有天使保护她，让她化险为夷。

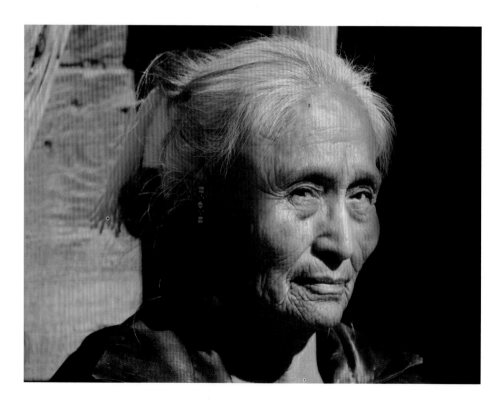

一百二十七次与死神擦身而过

巴巴拉2岁时从住家五楼窗子掉下去，掉在一堆纸板上，毫发无伤。10岁时她穿越马路，被一个胖男人骑脚踏车撞上，巴巴拉没事，胖子却摔断胳膊。

12岁时，一辆卡车冲向巴巴拉，就在卡车要撞上巴巴拉之际，卡车车轮脱落，卡车冲出路面，巴巴拉逃过一劫。

据统计，巴巴拉一生经历4次飞机失事，7次车祸，12次从大楼或楼梯莫名其妙地摔下来，还发生过她在阳台看楼下小朋友玩游戏，阳台断裂，华沙剧院屋顶吊灯坠落，两次火车相撞，煤气爆炸，罪犯袭击，快艇沉入水底等灾难，但她都化险为夷，为证实这些危险故事，巴巴拉保留有关她的报纸剪报跟目击者证词。

根据这些资料，描述她一生127次与死神擦身而过，可以说是人间奇迹。她遭遇的这些幸运巧合，让许多人怀疑在她的身边存在着天使与恶魔的博弈，魔鬼总想让巴巴拉死于灾难，但显然守护天使技高一筹，她总是让巴巴拉在灾难降临时化险为夷。

右图：波兰77岁的老太太一生经历了飞机失事、煤气爆炸、火车相撞等一百多次重大灾难，均安然无恙，简直令人难以置信。

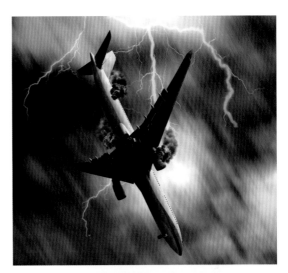

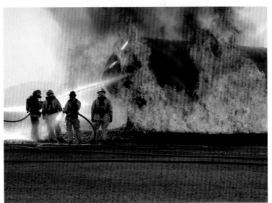

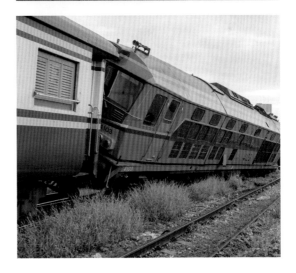

Xin Li An Shi Si Wang | 心理暗示死亡

玩笑后的火车事故

美国的心理学杰姆斯·克拉特教授曾说："有几个大学生与一名年轻人开玩笑，把他的双手和双脚捆起来，再把眼睛蒙住，然后抬到一条已经废弃不用的铁轨上。"

"当时，这名被绑者并不知道自己卧伏的铁轨已废弃不用了。正好远处一列火车呼啸而

人体名片

名称：心理暗示死亡

类别：身体行为

特点：恐吓致死

年龄：不限

国家：美国、刚果、苏联等

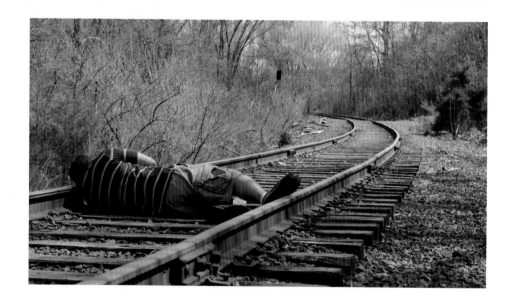

来，又飞驰而去，开始他还拼命挣扎，后来就不动弹了。当那群青年跑过来给他松绑时，他已死了。"

未触电的触电死亡

一个美国电气工人，在一个周围布满高压电器设备的工作台上工作。他采取了各种必要的安全措施来预防触电，但心里始终有一种恐惧，害怕遭高压电击而送命。

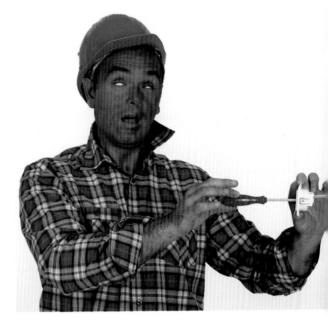

有一天，这位工人在工作台上碰到了一根电线，立即倒地而死，身上表现出触电致死者的一切症状：他的身体皱缩起来，皮肤变成了紫红色与浅蓝色。但是，验尸的时候发现这位工人并非由于电击而死。

电业部门也证明：当这位工人触及电线的时候，电闸没有合上，电线中并没有电流通过。这位工人正是被自己害怕触电的自我暗示杀死了。

被野鸡吓死的人

非洲刚果有个黑人青年在朋友家做客，朋友准备了一只野鸡作为早餐。那个青年的部落习俗严禁吃野鸡，他就问朋友早点是不是野鸡，那朋友答不是野鸡，他便享受了一顿美味的早餐。

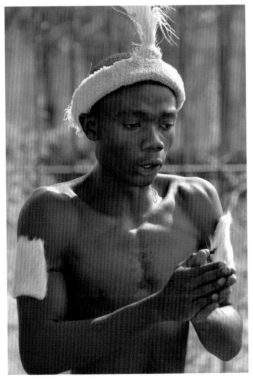

数年后，他们两人再次见面。那位朋友问他想不想吃野鸡，青年回答说那是不可能的，因为巫师曾经多次郑重地警告过他，绝不可以吃野鸡。

朋友听了哈哈大笑，接着告诉他：那次早餐吃的正是野鸡。青年不听这话还好，当他确定朋友说的话都是实情后，立即全身发抖，不到24小时便死去了。

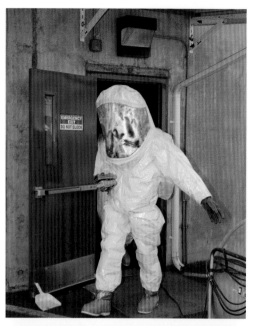

冷藏车里的自杀

苏联也报道过类似的事例：有一人被无意中关进了冷藏车。第二天早上，人们打开冷藏车，发现他已死在里面，身体呈现出冻死的各种状态。但是奇怪的是，这冷藏车的冷冻机并没有打开制冷，车中的温度同外面的温度差不多，按常规这种温度是绝不可能冻死人的。

有人认为，当这位死者被关进冷藏车之后，他就不断地担心自己要被冻死，这种意念对他的身心发生了影响，于是他就真的死了。

揭秘心理暗示

从生理学角度解释关于暗示使人致死的机理，极度恐惧与极度愤怒引起的生理反应相似，两者都会使肾上腺素分泌增加，并且减少身体某些部

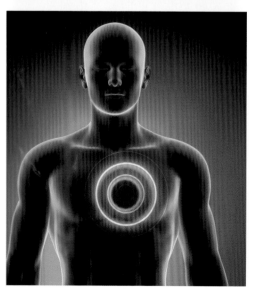

上图：在冷库工作的生产人员，因长期在这一环境工作，心中会产生一种冷库温度永远在零摄氏度以下的感觉。

下图：肾上腺素，是由人体分泌出的一种激素，能让人呼吸加快，心跳与血液流动加速，为身体活动提供更多能量，使反应更加快速。

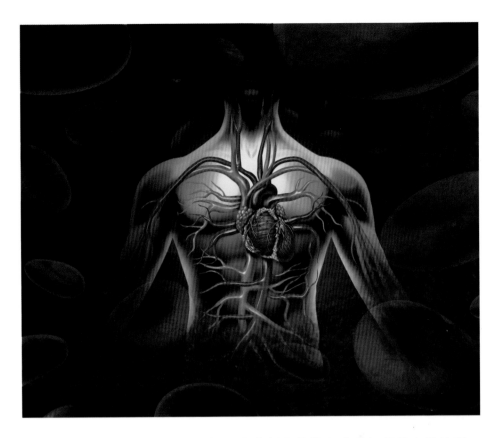

位的血液供应。这样便可以确保肌肉获得充分的血液以加强肌肉的效能，可在生死关头奋力搏斗或逃生。

这种应激反应有利也有弊。因为血液供应减少时，红细胞输送的氧气也会相应地减少，毛细血管如果缺氧，血浆就会较容易地渗入血管周围的组织。倘若恐惧或愤怒状态延续过久，全身的血液流量便会减少。

血液流量减少，会使血压降低，可以导致恶性循环。因为血压降低会严重影响那些负责维持血流循环的器官的功能，于是血液流量再减，进一步降低血压。

如果任其发展下去，就会导致恶性循环，从而致命。至于死者并没有遭受电击或受冻，为什么会出现与触电致死或受冻致死一样的特征，今天的科学尚无法彻底解释。

Qi Guai De Meng You 奇怪的梦游

无边际的梦游人

印度人潘狄特·拉姆拉卡被称为梦游冠军，他能在毫无意识的情况下离开床，沿着一条危险的山路走16000米。

还有一位妇女在梦游状态中发现自己的家燃起熊熊大火，在情急之下把自己的孩子从窗户扔了出去，悲惨结果可想而知。

有一些梦游者，为了阻止自己的行为，他们通常在睡前把门锁好，并且藏好钥匙，插好窗户，安上各种装置来随时叫醒自己，然后再把自己捆在床上。

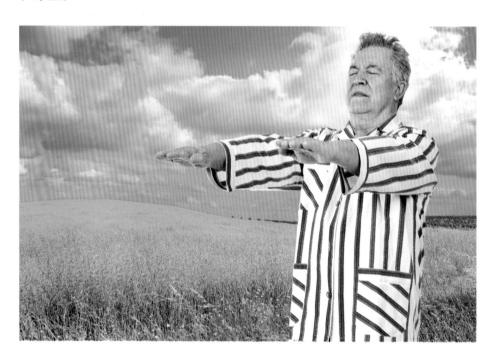

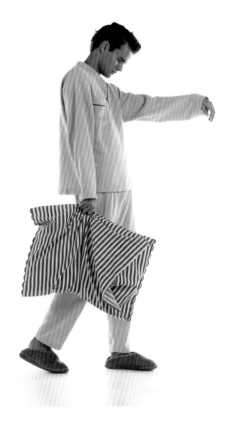

要不是脑器质性病变引起的不需治疗。如果频繁发生，可请医生用些镇静剂。恐惧、焦虑容易使梦游症加重，这就要想方设法消除恐惧、焦虑心理。

病态行为的梦游

研究表明，梦游主要是人的大脑皮层活动的结果。大脑的活动，包括兴奋和抑制两个过程。通常人在睡眠时，大脑皮质的细胞都处于抑制状态之中。

倘若这时有一组或几组支配运动的神经细胞仍然处于兴奋状态，就会产生梦游。梦游行动的范围往

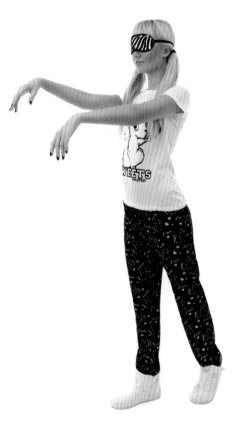

可是在他们睡着后，仍能用一种奇特的方法来摆脱所有束缚，走到户外去。对此，专家们也不知是何种缘故。

为什么会出现梦游

当事人可在行动中从事很复杂的活动，会开门上街，拿取器具或躲避障碍物，而不致碰撞受伤。

活动结束后，再自行回到床上继续睡眠。当然，也有少数儿童由于脑部感染、外伤或患癫痫、癔症时，也可能发生梦游现象。

成年人发生梦游，多与患精神分裂症、神经官能症有关。梦游只

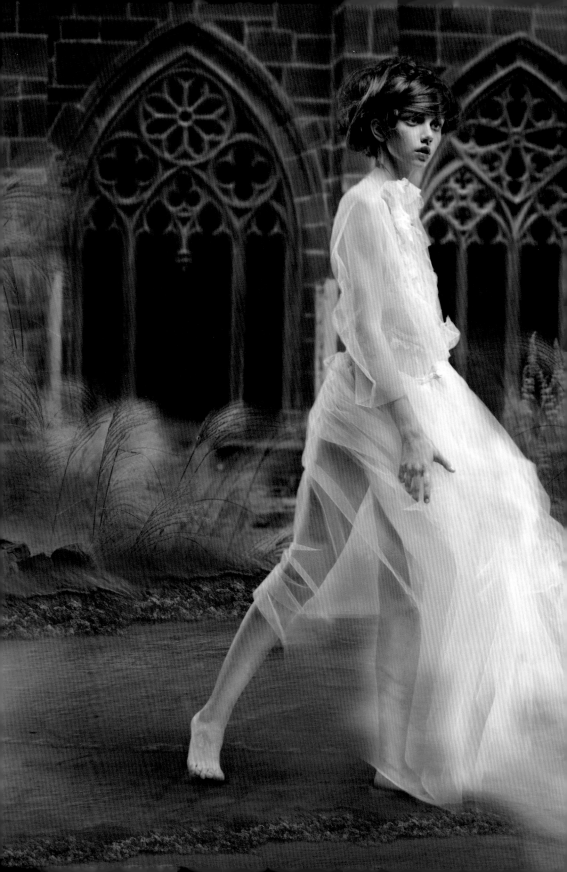

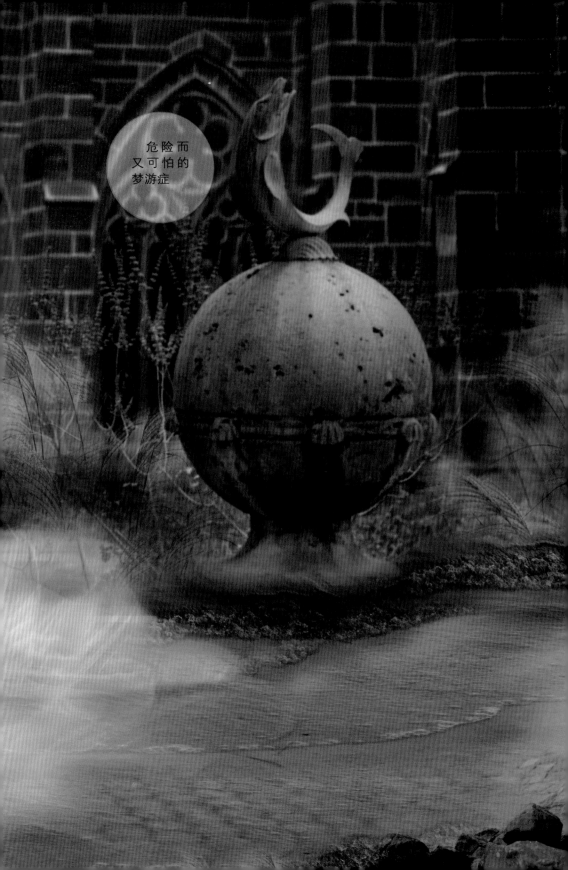

危险而
又可怕的
梦游症

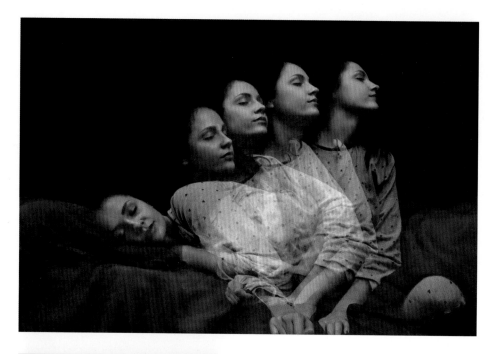

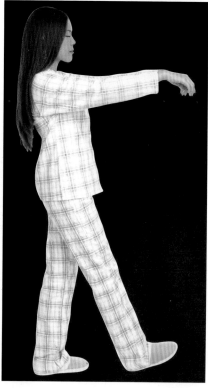

往是梦游者平时最熟悉的环境以及经常反复做的动作。

据统计，梦游者的人数约占总人口的1%~6%，其中大多是儿童和男性，尤其是那些活泼与富有想象力的儿童，大多都出现过数次。而患有梦游症的成年人大多是从儿童时代遗留下来的。如果将仅出现一次梦游的儿童也算进去，梦游的出现率约为25%。一般来说，儿童梦游不算什么大毛病。相比之下，成人梦游少得多了，但成人梦游则是一种病态行为。

解救梦游人

梦游必须心理治疗和药物治疗同时进行。应该排除不良的精神因素，消除焦虑、恐惧和紧张的情绪，改善其环境，使之劳逸结合和体育锻炼。

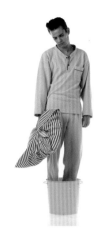

人体名片

名称：睡眠梦游症
类别：身体行为
特点：人在睡觉时的无意识举
　　　止行为
年龄：不限
国家：世界各国

同时，根据其不同年龄辅以适当剂量的镇静安眠药物治疗。

据报道，患者在医生的指导下，在临睡前口服丙咪嗪，也有较好的效果。在梦游刚发作时，及时唤醒他，也是一种行之有效的措施。

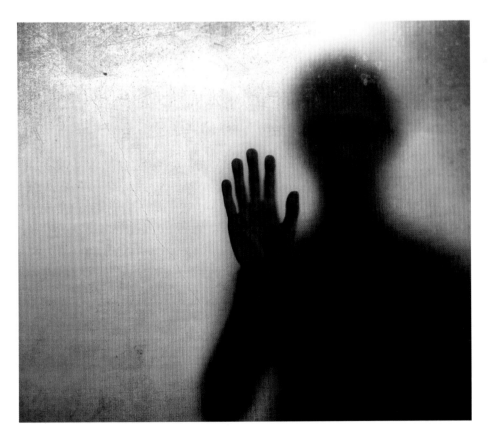

人脑
收音机

Ren Nao

Shou Yin Ji

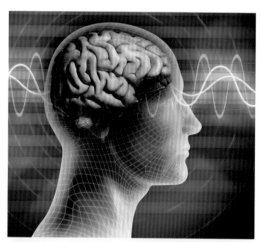

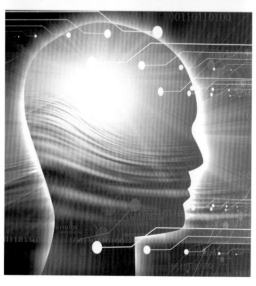

确有此事

人脑里面怎么会有收音机呢？不过世间确有此事。美国佛罗里达州迈阿密医学院的三年级学生利格特，有一天接待了一位精神病患者。这个病人向利格特报告说，他听到自己头脑里有电台播放的音乐声，这使利格特十分惊奇。

参加过战争

据了解，这位58岁的病人曾经参加过越南战争，在他头

人体名片

名　称：人脑收音机

类　别：身体行为

特　点：头颅里的弹片诱发
　　　　播放电台节目

年　龄：58岁

国　家：美国

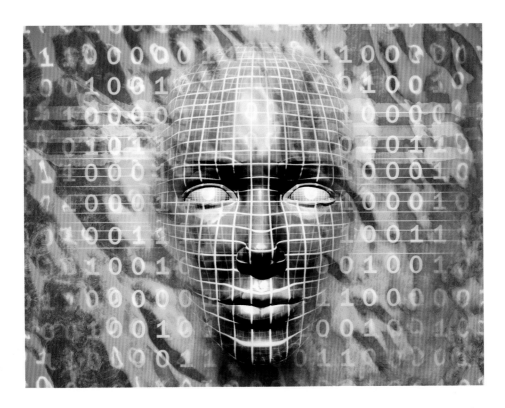

颅里至今仍留着10片碎弹片。他因为精神受压抑和头疼而进入当地的退伍军人管理局的医院,医院对他的神经精神系统进行了彻底检查。

这位病人说,他听到他的头脑里的电台商业广告和乡村音乐的响亮声音。

尽管声音有时是含混不清的,但他能分辨音乐、新闻、还是广告。

利格特要这个病人辨别是哪个广播电台,这个病人旋转收音机的调台按钮,然后喊起来:"就是它!"

利格特一看,原来是迈阿密的WQAM广播电台。头脑里为什么会有电台播送的音乐呢?

美国一位生物学家认为,头骨里生物化学流传能对金属弹片产生反应。塞利格曼博士说:"那是有了大致相当于铝矿晶体的东西,这种东西在50年或60年以前的晶体管收音机里是常用的。不过,这种解释正确与否,现在仍然是未解之谜。

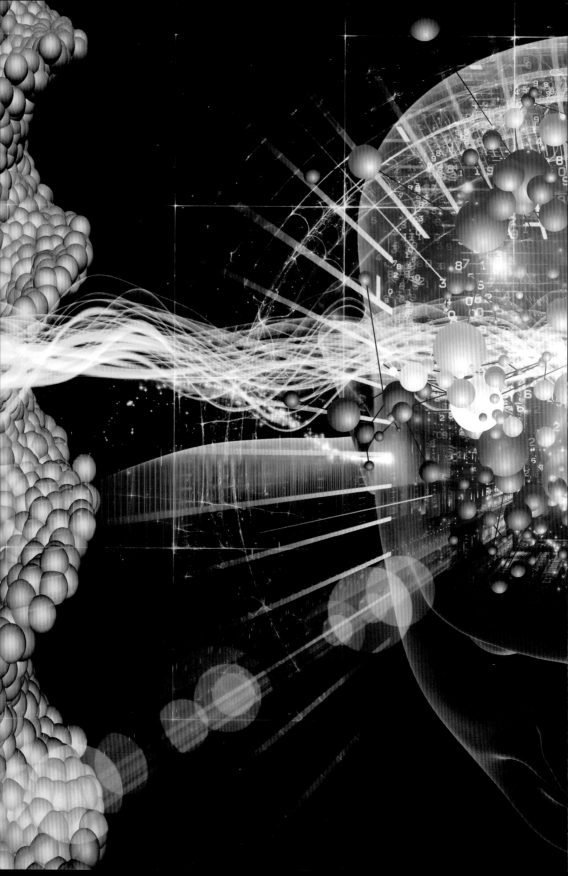

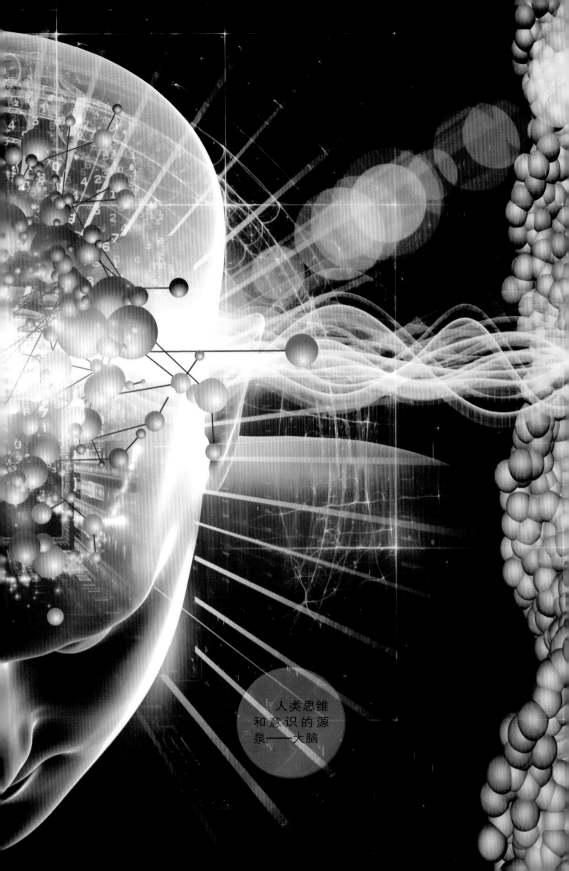

人类思维
和意识的源
泉——大脑

Shi Jie
Qi Ren
Shen Tong

世界奇人
神童

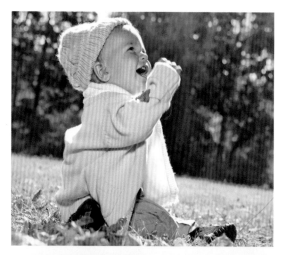

两个月女婴懂八国语言

保加利亚的苏菲雅·伯科音，是个两个月的女婴，体重只有5000克，却能说8国语言，其中有法语、英语、西班牙语、俄语、阿拉伯语中的一种方言、立陶宛语、拉丁语、保加利亚语。

据苏菲雅的父母介绍，她刚出生两个星期，就能开口说出比较完整的句子了，中间还夹着好几种外语词汇。到一个月大时，

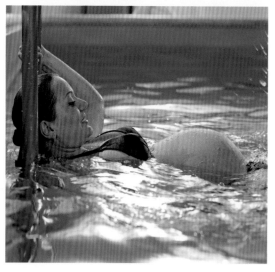

人体名片

名称：幼儿早慧

类别：智力行为

特点：年龄很小就有超常智力

年龄：2月~4周岁

国家：保加利亚、法国、俄罗斯和美国等

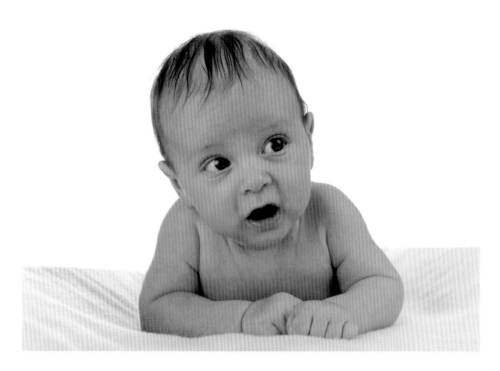

就能同父母对话。报道说，许多杰出的学者、专家，尤其是语言专家对苏菲雅的语言能力大为震惊，他们无法找到原因。

8月婴儿演杂技

施云泰莉在8个半月时就已跻身巴黎莫连奴马戏团的表演艺人行列。她站立在爸爸的手掌上、小马的背部或转盘上，以显示她站立高处，处变不惊的胆色和天生异乎常人的平衡能力。

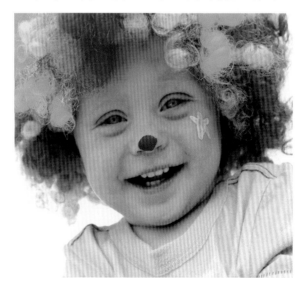

施云泰莉似乎天生是个表演者，继承了爸妈的表演细胞。她的爸爸菲腊是马戏团旋转木马的台柱，妈妈嘉泰亚，是歌舞女郎，是娱乐世家的第四代。很明显，小泰莉将会接她的班子成为杰出的表

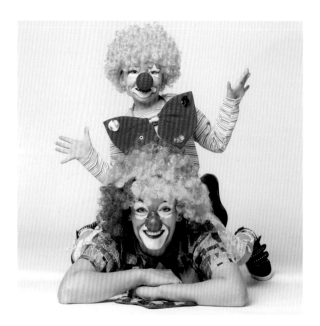

演者。

小泰莉对高度似乎没有感觉，一点都不害怕，这是马戏团演员最难克服的问题。她5个月大时就能在地上站稳，于是她的父亲在她6个月时就训练她站在转盘上，由小狗在下面负责慢慢转动，她不但不害怕，反而觉得是一种享受。

小泰莉最喜欢与小马宝加一起演出，她们就像一对合作多年的老艺人，是那么的默契，真不可思议。因而马戏团班主查理经常称赞她。

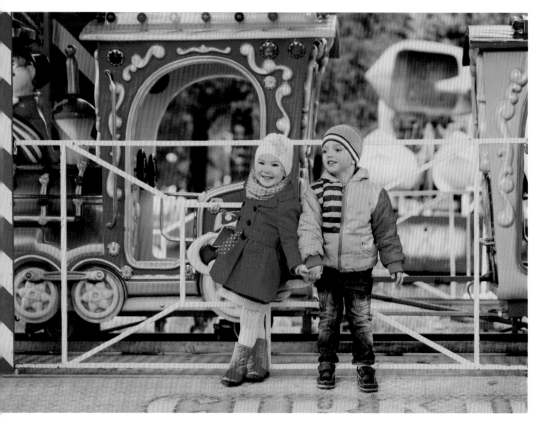

一岁婴儿打破世界纪录

瓦西亚·雷生科夫只有12个月，就在他父亲的牵引下，到莫斯科的冰水池里畅游了15个小时2分钟零28秒。他这种马拉松式的游泳，已记录在《吉尼斯世界纪录大全》里了。瓦西亚是在装满水的浴盆内出世的，刚出世还没睁开双眼就能像鸭子一样在水中游泳了。瓦西亚喜欢赤裸着身子在冰水里畅泳，所以即使洗澡，他也喜欢冷水浴。

四岁女童赤足滑水

姬丝图4岁就成为赤脚滑水的好手，她3岁的时候就能脱去滑水板以每小时50千米的高速赤脚在水上滑行。她的成绩得到了美国滑水协会的承认。在1988~1989年的《健力士世界纪录大全》里，她被列为最年轻的赤脚滑水选手。不过这位高约一米，体重仅20千克的美国小精灵似乎并不关心什么是世界纪录。她只知道自己是出色的滑水好手，当有人问她："你与父亲哪个滑水滑得好？"

她总是说："我，因为我是世界上最出色的。"

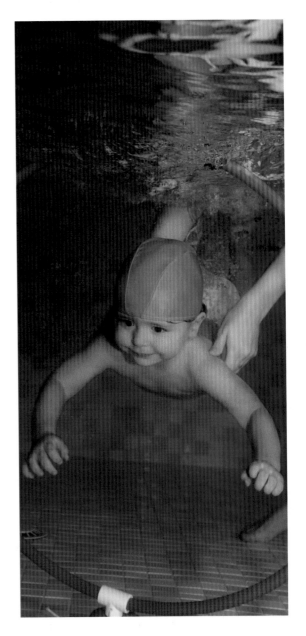

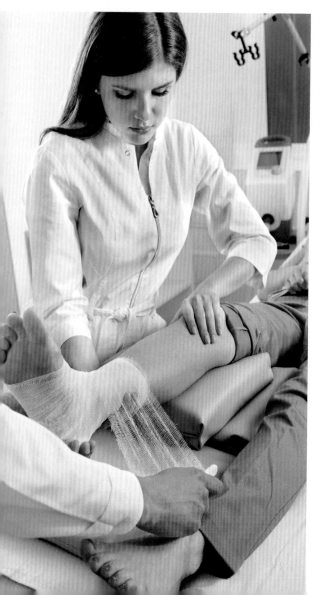

世界人体奇观

Shi Jie
Ren Ti
Qi Guan

舌头长在脚底下

我们每个人的舌头都长在嘴里，位于消化系统的门口，舌的表面上那些裂纹以及形状各异的小突起有大量的味蕾，可以让我们尝到食物的滋味。

然而，英国一位27岁的女士布莱莫曼却可以用脚来尝到各种东西的味道。有一次，布莱莫曼在劳动中，赤着的双脚无意中踩到了翻倒在庭院中的辣椒水，她马上用餐巾纸擦干净。几秒钟后她的脚上突然燃起火苗，不久，嘴里便有了辣椒浆的味道。又有一次，布莱莫曼把巧克力糖浆倒入一个罐中，把双脚伸进去，结果嘴里出现了香甜的味道。

几天以后，布莱莫曼女士竟然尝到了自己穿在脚上的鞋袜味，这种味道可不是巧克力的味道，万般无奈的她，只好用塑料袋先把脚裹起来，然后再穿上袜子。

但在家她还是要赤脚干些事情的，因而尝洗澡水、地毯和其他脏东西的味道也是难免的。

医生分析说，布莱莫曼患有一种奇怪症，使脚上皮肤毛细孔长出了味蕾。许多人们都不相信，世上竟会有像布莱莫曼这样脚底长舌头的人，但却确有其事。

没有指纹的人

伸出双手，每一个人都可以看到自己手指头上突起的纹线，这就是指纹。仔细观察，可以发现小小的指纹也分好几种类

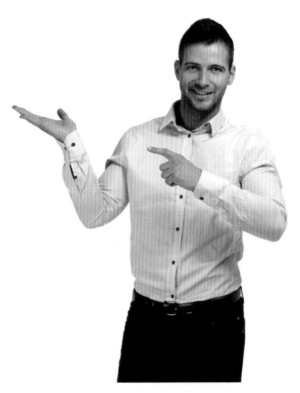

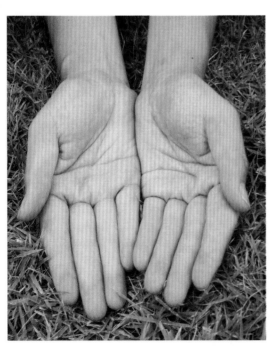

型：有同心圆或螺旋纹线，看上去像水中漩涡的，这种指纹叫斗形纹；有的纹线是一边开口的，就像簸箕似的，叫箕形纹；有的纹形像弓一样，叫弓线纹。各人的指纹除形状不同之外，纹形的多少、长短也不同。

然而，奇怪的是在我国台湾台北县板桥市有祖孙三代人竟然都没有指纹。这三代无指纹人的名字是黄灯灶、黄振添和黄保祖。黄氏家族和常人不同的是，10个手指皮肤平滑，仅在右手大

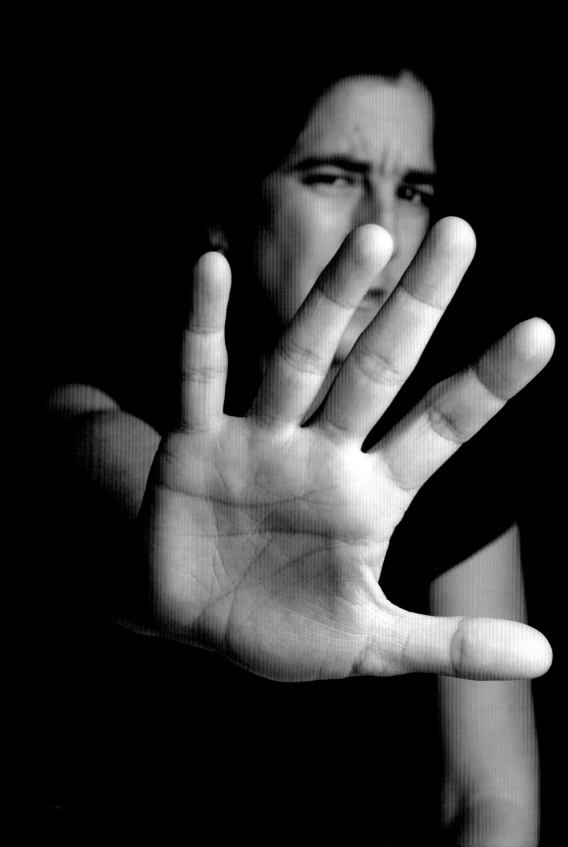

拇指掌心面的指尖中间，有3条平行而长约0.01米的纹理。

这是台湾首次发现的无指纹家族。生理学家认为，指纹有三个作用：一是它构成粗糙的表皮，加大摩擦，便于抓拿东西；二是构成皮肤组织，可以加强刺激神经末梢，使手指触觉更敏感；三是发挥汗腺作用。

但是，黄灯社说，他用手抓拿东西并没有不方便的感觉，而且出汗也正常，干其他事也和常人一样，而且，健康状况良好，没有感到与别人有什么不同。

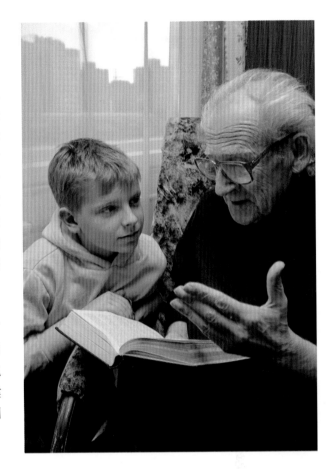

十个手指一样长

在波尔多有一位名叫拉维尼的中年男士，他的10个手指头从一出生就都像大拇指一样长，非常新奇。

拉维尼在一家电脑公司任职，每天走在街上都招来怪异的目光，不过他习以为常。让他苦恼的是，10个手指不能像常人一样灵活自如地运用，像动手系鞋带、扣纽扣以及拿笔杆这类别人轻而易举的事，他都需温柔美貌的妻子玛莉苏菲帮忙，至于其他日常生活琐事，他倒是都能应付自如。令人难以相信的是拉维尼的10个手指印一模一样。许多人看了都不敢相信自己的眼睛。

世界奇人怪食

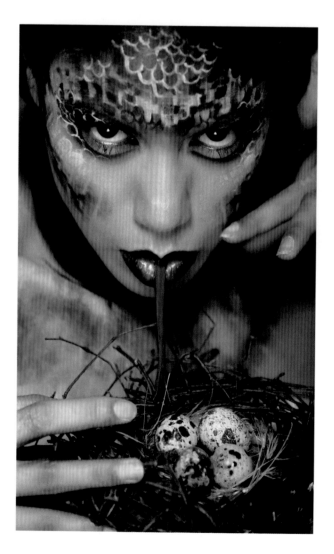

生吞毒蛇上千条

1975年6月，在吉林省吉林市丰满区旺起镇四方村，有位农民王彪不幸得了风湿病，虽经多方医治，但没有明显效果。

1984年6月，他的父亲听一位老中医讲，常年吃毒蛇可使此病根除，就让儿子上山捉回几条试试。开始，王彪用火烧熟吃，但感到不带劲，后来干脆活吃，而且越吃越有瘾。

王彪吃活蛇，开始许多人听了不太相信。后来，他就在公开场合做吃蛇表演。

他3年共吃了活毒蛇1890多条，病全好了，一次也没感冒过，力气比以前大多了，体重由62千克增至69千克。新闻界不少人士到他家采访，有关专家对他生吃活蛇也很感兴趣。

日食尖椒上千克

黑龙江省林甸县王军，是个非常能吃辣椒的怪人。一天，他到市场去买尖椒。"你的辣椒辣吗？"王军问。

"辣不辣你尝一尝。"卖辣椒的人说。

王军蹲下就尝起来，一连吃了30多个，卖者一看遇到奇人，连忙说："朋友，不要尝了，我服了。"

又有一次，他到饭店就餐，桌上的辣椒几口就被他吃完了，他又跟服务员要辣椒，服务员端出小半碗辣椒粉，眨眼功夫他又吃完了。

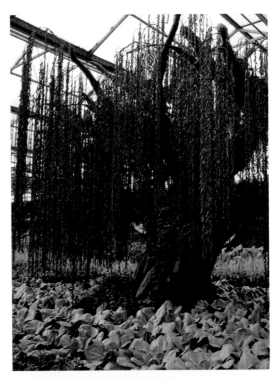

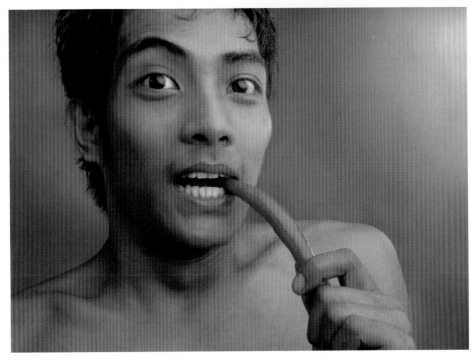

一会儿王军又要。服务员很奇怪，心里想半碗辣椒粉哪里去了？返回厨房又端出大半碗，往桌上一放说："吃吧！"

王军拿起筷子几口又吃完了，服务员见状吓呆了。据说，王军一天能吃1千克尖椒，一年要吃掉350多千克尖椒。

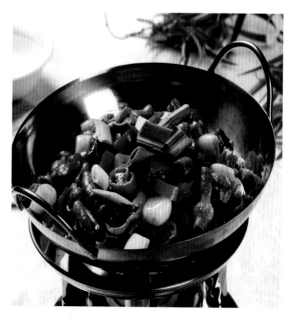

以稻草为食的女童

湖北省公安县孟溪乡三岗村有一个5岁的女童，

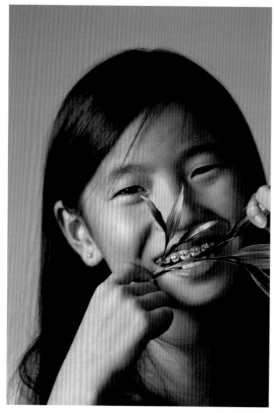

终年以稻草为食，尤其爱吃烂软的稻草，她一根一根地吃，一天到晚不停嘴，连续吃了3年多，从来没感到过不舒服。

事实上，这个奇怪的女童出生时和正常的婴儿一样，没有异常现象。但出生后不久，她突然患了8个月的病，病好以后，她什么也不想吃。

一次，她看见村子里的一头牛吃稻草，就顺手扯了几根放到嘴里嚼，没想到越吃越想吃，后来就干脆当成主食吃了起来。

当年，这个5岁的女孩身高0.8米，体重17.5千克，相貌正常，能走动，不过不

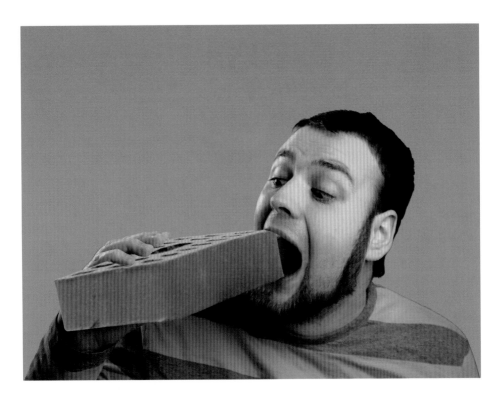

会说话，智力也极其低下。她的母亲带她去多家医院检查，医生都没有诊断出她的病因。

吃砖头的人

江西省玉山县樟村乡程汪村，有一位18岁的男青年名叫曹荣军，他吃砖成瘾，每天要吃500克左右的砖头，至2013年已有8年的历史。

8年前，刚满10岁的曹荣军得了一场大病，一难受起来就得将砖头放在嘴里嚼，病愈后竟上了瘾。他吃砖3年后才被周围人发现。于是，他干脆不分场合将砖头大口大口地咀嚼起来。

人们问他什么味道，他笑着说："很好吃，就像吸烟上了瘾一样，隔一两小时不吃，就有点难受。"

Shi Jie
Qi Ren
Guai Tai

世界奇人怪胎

一生生育七十三个儿女

意大利有一位多次生多胞胎的妇女叫德莱莎，她从15岁就开始生第一个孩子，之后，她便接连不断地生孩子，多数是一胎两三个，最高的是一胎4子。到她57岁止，德莱莎共生了73个孩子。平均每年生子女近两个，她在57岁时绝育，不然的话，她的产子纪录恐怕还不止于此。

德莱莎60岁时，长子45岁，第73个孩子只有3岁。使人们惊叹的是，德莱莎的73个子女全部成活了！迄今他们的身体都很健康。

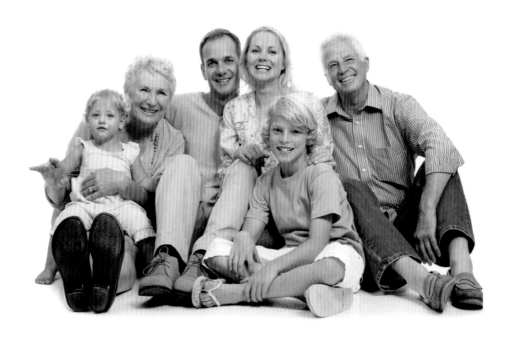

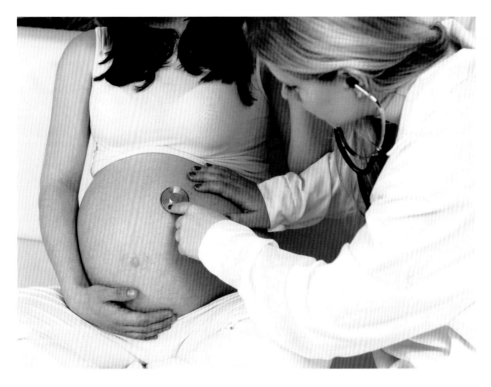

一次生十二个婴儿

瑞士伯尔尼市有一位名叫凯拉的妇人，她27岁时，在两个多小时内生下12个婴儿，9男3女，其中8个婴儿仍然活着。这件怪事一直保密，直至后来一位不愿透露姓名的医务人员才披露此事，令新闻界觉得十分奇怪。

研究受孕的专家艾辛加起初否认有这件事，后来在同事压力下，终于承认凯拉是由于自愿服用一种由德国制造的助孕新药所导致。凯拉婚后6年，服用多种助孕药均无法受孕。后来她服用这种新药，6

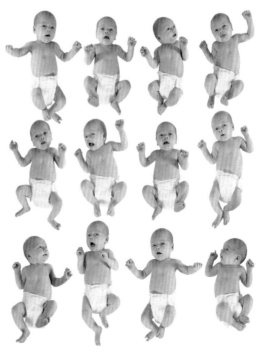

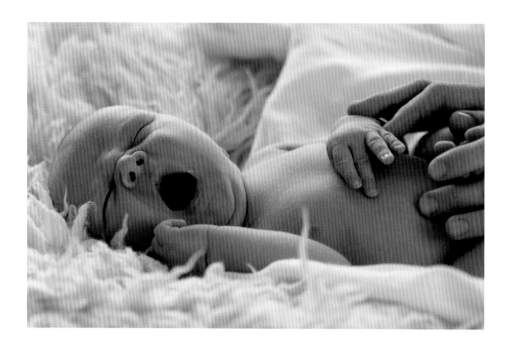

个星期后就已怀孕，足月后在两小时17分钟内，生下了12个婴儿，其中4个不幸死亡。

黑人夫妻生下纯白婴儿

2010年7月，在英国伦敦东部的伍尔维奇，一对尼日利亚黑人夫妇生下了他们的第三个孩子。令人奇怪的是，这个新生女婴居然是典型的白种人：她长着漂亮的蓝眼睛和一头卷发。

根据遗传学原理，什么肤色的人，生的孩子一定还是什么肤色。不同肤色的夫妻生的孩子则为混血儿。例如，夫妻双方一个是白人一个是黑人，生下的孩子就应该是咖啡色皮肤。这个案例完全颠覆了遗传学原理。

有人怀疑这位黑人妻子有外遇，她的丈夫站出来为妻子辩解说："我和妻子很相爱，她非常忠于我。就算她没有忠于我，孩子也不会长成白种人。"遗传学专家对这个孩子进行全面体验后说，这个孩子很健康。至于孩子肤色的改变，专家分析说，最大的可能是基因突变，很可能孩子的母亲携带的是隐性白皙肌肤基因。但即使这样，生出白肤色宝宝的概率也只有百万分之一。

六旬老妇产下试管婴儿

2005年1月，罗马尼亚妇女阿德里安娜·伊利埃斯库以近67岁的高龄产下一名试管女婴，成为世界上最老的妈妈。2008年5月31日，伊利埃斯库度过了自己70岁生日，而她的女儿伊莉莎也已经3岁了。尽管这位"世界最老妈妈"对自己的健康很自信，但是伊莉莎的未来依然牵动着许多人的心。

伊利埃斯库是一位作家并曾在布加勒斯特大学兼职讲授罗马尼亚文学。她大学三年级年仅20岁时曾结婚并怀孕，但是因身体原因最终在医生的建议下把孩子打掉了。

24岁时她与丈夫离婚了，对于这段婚姻解体的原因伊利埃斯库一直不愿说，只透露两人性格不合。随后她一直没有再婚，而是把精力全投入到学术研究上。

为了圆自己做妈妈的梦想，伊利埃斯库从58岁时就开始接受长达9年的荷尔蒙注射和不孕症治疗，并接受过两次失败的试管受精手术。

2004年5月，伊利埃斯库再次接受试管受精手术，并成功怀上了一对双胞胎，但是其中一名胎儿后来被检查出在子宫中夭折。

2005年1月16日，医生们立即为伊利埃斯库实施了紧急剖腹产手术，帮她接生下了另一名幸存的女婴伊莉莎，年近67岁的伊利埃斯库也因此成为世界上最老的产妇和新生儿母亲。

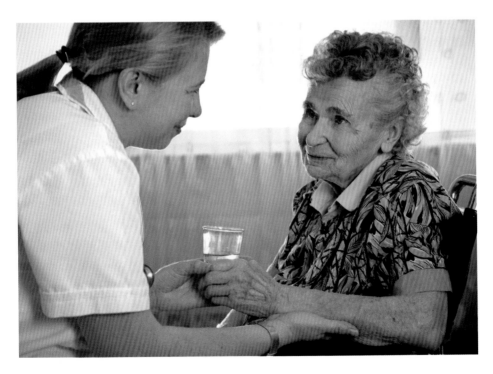

Shi Jie
Qi Ren
Qi Neng

世界奇人奇能

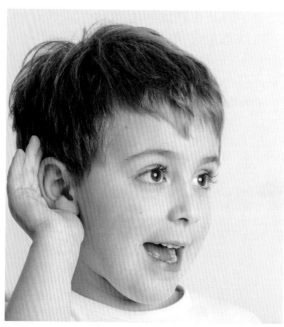

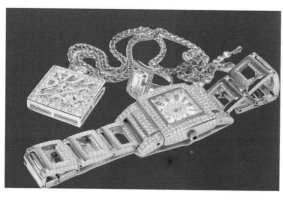

辨认残留信息的人

一个被称为小于的少年具有透视的功能。一次科研工作者请他现场透视一个黑色公文包中的物品，他看了一会儿说，包裹有3块手表。但打开一看，包里只有两块表。小于又看了一下，口气更坚决地说是有3块手表！而且还说出了不在包内的那块手表的牌子和形状。

实验组负责放表的人听后大吃一惊，他说他起先确实放了3块表，在测试前5分钟临时改变主意，把小于刚才讲的那块手表从包里拿了出来，当然他是无意的，没想到小于竟能"看"到放入后又取走的物品。小于这一特异功能被称为"辨认遗留信息"或"辨认残留信息"。

用"回声"感知世界的人

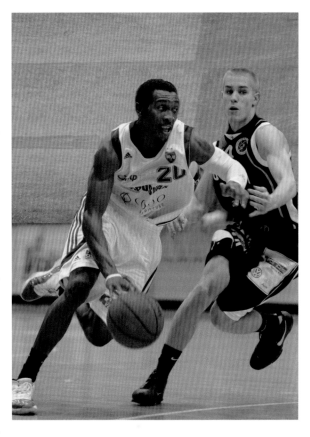

本·安德伍德是出生美国加州的正常男孩，可是在两岁的时候，他被诊断双眼患了视网膜癌。为了挽救他的生命，他的母亲不得不同意医生将其两个眼球摘除。

从此以后，本·安德伍德成了一个盲童，可是他却能和所有少年一起滑板、投篮、打电子游戏，以及在学校组织的晚会上跟女同学跳舞。他是如何做好正常孩子可能都做不好的游戏呢？

原来，安德伍德的眼睛虽然看不见，但他的大脑非常灵敏，足以让他对周围的环境了如指掌。据说，他是用"回声定位法"作为感知世界的主要方式，安德伍德先是用舌头发出一连串的声音，然后用耳朵听这些声音碰到物体后发回的回声。

他发出的声音就像打响指一样响亮，根据回声的不同而判断前面的物体是什么：当回声柔和时，那是金属；当回声发闷时，那是木质的物体；当回声尖利时，那是玻璃。那么，距离又是怎么判断的呢？安德伍德告诉人们，是根据回声的大小高低来判断的，而且准确无误。

盲人心理学家、盲人回声定位能力培训教师基什确认，安德伍德的这种技巧确是"回声定位法"，他跟蝙蝠和海豚一样具有这种回声定位能力。基什还说，许多盲人都有这种听回声的能力，但都比较有限。

能够与猛兽亲密相处的人

凯文·理查森在南非约翰内斯堡附近的一家保护野生动物的公园里工作，他能够和世界上凶猛的食肉动物非洲狮打成一片，一起嬉戏玩耍。他可以整夜与它们待在一起，从不担心自己会遭到攻击。理查德森的这种奇妙本领不仅仅对狮子奏效，对其他动物，比如猎豹、花豹甚至于土狼也是

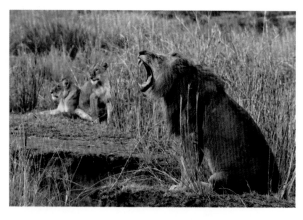

如此。

凶猛的狮子是他最喜欢的动物，他们会在一起嬉戏打闹，彼此安抚和拥抱。这让人难以想象，因为狮子长有锋利的牙齿，足以撕裂钢铁。对于大多数人来说，这是项异常危险的工作，但理查德森却非常痴迷。

理查森在大学里研究过动物学，他认为要想融入动物之中，得从它们的孩童时开始，之后还得在保护区当巡逻员，以便和它们建立亲密关系。他结交动物的方法与众不同，他不是训练它们，而是关爱和相信它们。

理查森对保护区出生的大多数动物了如指掌，他会模仿狮子的每一种声音和姿势，他的交往秘诀是学会了不抵抗这些动物，并且伴随和顺从它们。理查森说，如果有小狮子扑向你，随便让它们扑就是了。这些小家伙们的凶险性比大狮子小得多。如果它们轻轻地咬你一口，不要抵抗，否则它们会更加死命地咬你十口。 当它们长大成年时，与它们接触要更加频

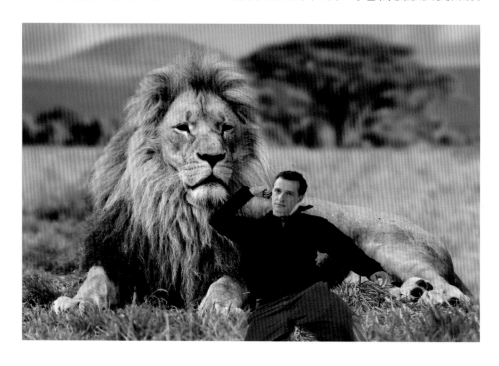

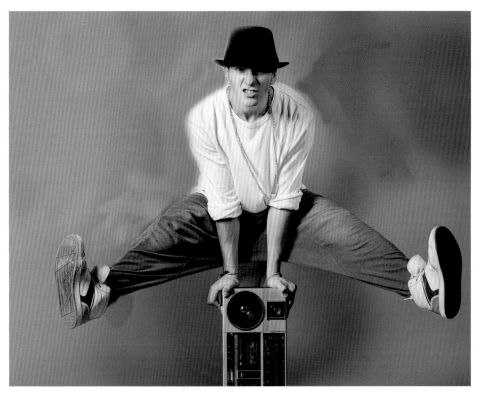

繁、更加亲密，以后它们就会相信你，把你当作朋友了。

身体最柔软的人

丹尼尔·布朗宁·史密斯出生于美国南部的密西西比州，他是迄今为止世界上身体最柔软的人，也是五次吉尼斯世界记录的创造者。

史密斯小时候跟姐姐打闹突然从床上坠落，一个劈叉掉在地上。姐姐当时吓坏了，马上叫来爸爸，而他自己却丝毫没有感觉到痛疼。他爸爸见此情景，非常惊讶，专程去图书馆查看了资料，才知道自己的儿子其实是患了一种非常罕见的基因变异症，叫爱唐综合征，主要症状就是关节超级灵活。

从4岁开始，从史密斯身上看到商机的父亲，就对开始对他进行各种各样的柔术训练。略大一点，史密斯就开始登台表演。他能钻进16×16×20厘米的盒子里，还能够轻松地穿过一个网球拍边框大小的东西。因为这项特异功能，他多次参加篮球和棒球运动，以及很多真人秀节目，著名漫画大师斯坦·李还找到他，让他在电视节目中以主持人的身份寻找其他超人。

Shi Jie
Qi Ren
Guai Shi

世界奇人
怪事

用耳朵拉车的人

在韩国首尔的大马路上，一位姓朴的72岁老人表演了用双耳拉动汽车的节目，吸引了许多人前来观看。这位古稀老人把两根绳子系在自己的两只耳朵上，而绳子的另一端则拴在重约1200千克的汽车上，老人不断地喊叫，便能倒退着拉动汽车。

据说这位老人的耳朵有特殊的力量，他的一只耳朵能把两只装有34千

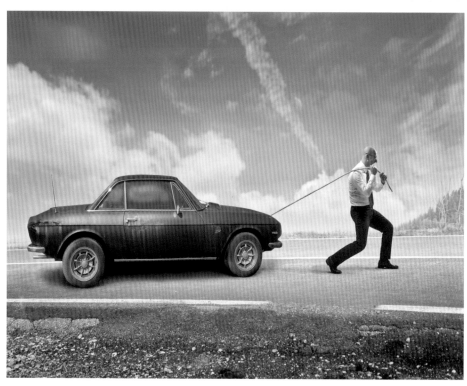

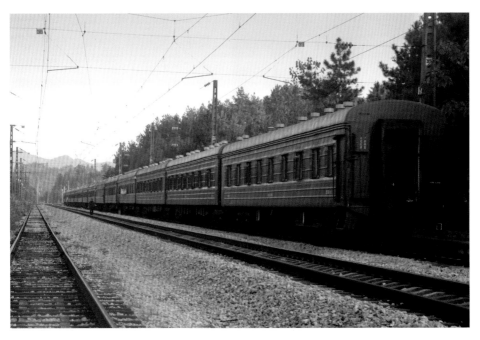

克的水桶轻而易举地提起来。直至现在，人们也不知道这两只耳朵为何有如此大的力量。

用牙齿拖动火车

2007年8月30日，在马来西亚50周年独立日前夕，拉莎克里斯南·维鲁在旧吉隆坡火车站，用牙齿拖动重达297.1吨的火车向前行进2.8米，打破了自己先前创造的世界记录。

拉莎克里斯南·维鲁神奇之处在于，他能将自身的力量都集中于身体的一个部位，瞬间成为可拖动火车的大力士。据说，拉莎克里斯南·维鲁在14岁时，就向一位印度大师拜师学艺，学会了这项神奇的技能。

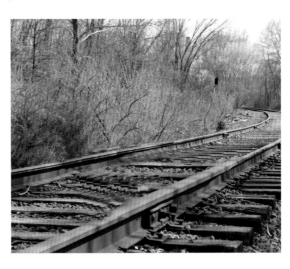

拉莎克里斯南·维鲁声称，他的这个超能力来自专门的练习，每天早上，他

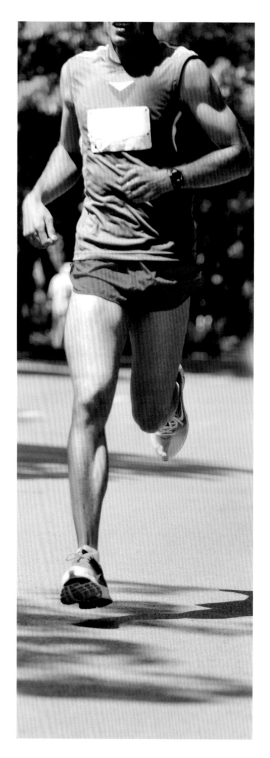

4：40准时起床，首先要做下颌运动，然后练习举重，最后还要至少跑25千米。据了解，拉莎克里斯南·维鲁还是一个严格的素食主义者。

身体能够吸铁的人

70岁高龄的马来西亚退休承包商刘守林有一种奇特的本领，他的腹部能吸附起任何铁器。有一次，他无意中将几个铁质物品抱到自己的腹部，竟发现它们都紧紧地贴附在腹部，不会下落。他又找来几个铁块、铁丝、铁器餐具，都无一意外地贴在了他的身上。

当地媒体都在头条位置报道了他的本领，但谁也不知道，他这种本领到底是如何形成的。刘守林还发现自己的3个儿子、两个孙子都拥有这种天赋。

有超长耐力的人

迪安·卡纳泽斯是美国著名的长跑选手。他曾连续50天在美国50个州跑了50个马拉松，约2110千米。2008年，他获得穿越智利阿他加马寒漠、中国戈壁沙漠、非洲撒哈拉沙漠、南极冰原4大荒漠挑战赛总冠军。

在加州旧金山大学分校，科学家们让迪恩接受了一系列高强度运动测试。

在电子显示器中从侧面的

截图可以看出，他脚跟落地后的过渡，还有奔跑的步伐非常有力、坚实。

测试显示，迪恩的健康水平等同于任何一个优秀的奥运选手。

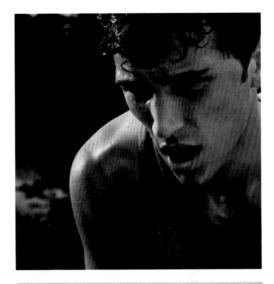

迪恩·卡内兹后来在接受记者采访时说："我从小就喜欢跑步，后来我上了大学、有了工作，按道理说我应该满意，但我内心深处却很痛苦。我恨我的工作，恨我那时的生活！30岁生日那天，我跟兄弟们一起去酒吧喝酒，心中非常烦躁，于是我对兄弟们说'嘿！你们喝吧，为了庆祝我30岁生日，今晚我要跑30英里。'在大家惊愕的目光中，我走出酒吧。当时，我连跑鞋都没有穿，出门就跑了起来。不可思议的是，跑在马路上，我的心情非常愉快，那晚改变我的一生。从此以后，我就爱上了跑步。"

迪恩·卡纳泽斯不仅热爱跑步，还热爱生活，热爱生命。有一次，为了挽救一个等待心脏移植的婴儿，他创造了80小时40分钟跑350英里的奇迹。2006年，他被选为《时代》周刊年度10位影响世界的人物之一。

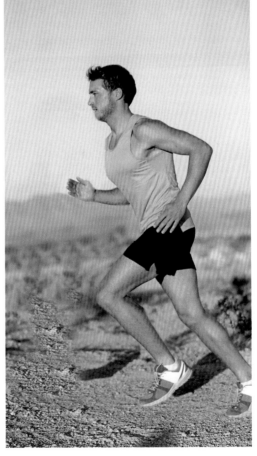

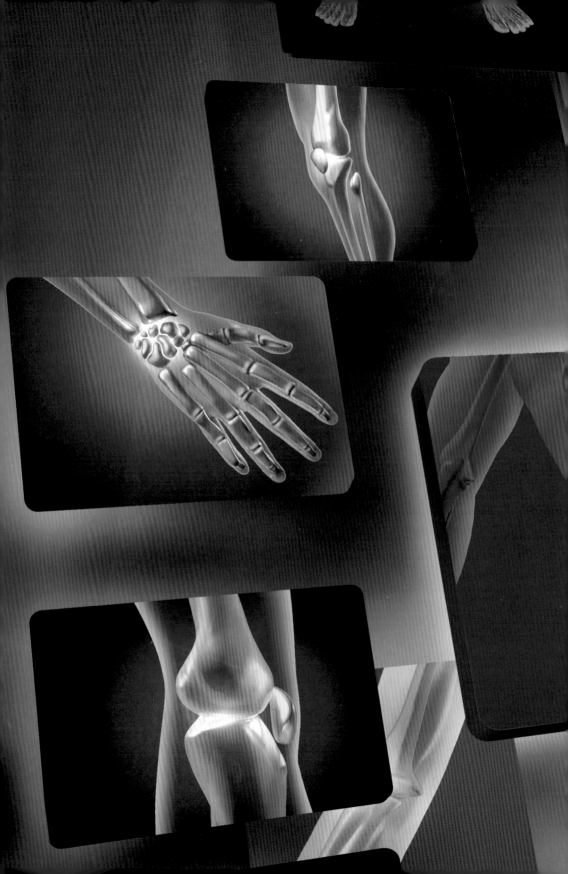

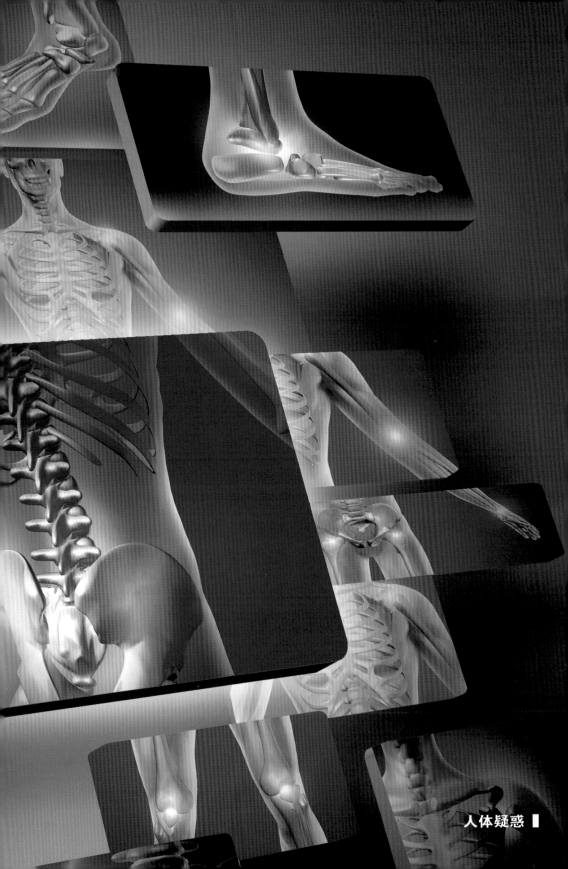

人体疑惑 ▋

人为什么会痛

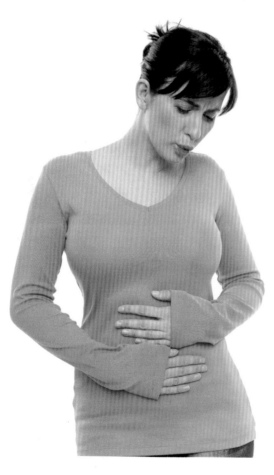

上图：疼痛是一种复杂的生理心理活动，它包括伤害性刺激作用于机体所引起的痛感觉以及机体对伤害性刺激的痛反应。

受痛折磨的人类

很少有人没有经历病痛的折磨。牙痛、头痛、胃痛，如此种种，五花八门。痛是人生的磨难之一，据医学专家研究和分类，痛有1000多种。

有的痛，如牙痛，虽然当时很可怕，但病好了，痛也就过去了。

然而有些痛却不会过去，长年累月地折磨着人。

仅在美国就大约有3600万关节炎患者，有7000万长期背痛患者，2000万偏头痛患者，还有数百万计的其他各式各样的长期病痛患者，最可怕的是癌症患者，随时都在与痛为伴。

痛本来是人身上生病的一种警报系统，它可以提示人们对疾病的注意。如果生了病一点都不痛，那才是灾难呢！

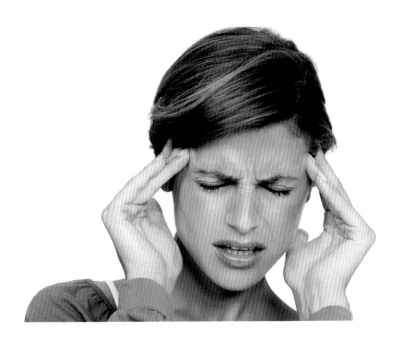

　　但我国和外国都发现过没有痛觉的孩子，这些孩子在骨折和烫伤时也不知道痛，很容易发生危险。

令人费解的痛

　　是什么使痛发生？为什么它突然来到，而事先没有预兆？为什么它有时不会消失？这些问题至今无人能解释清楚。据一位脑科专家的研究，有些痛能在神经系统中留下长远的印象，即使致痛的原因消失了，但痛觉还会遗留下来。要消除这样的痛，简直同消除记忆一样困难。在古埃及，这样的痛被解释为神怪和鬼魂在作祟。近代有关痛的知识是几十年前开始被发现的。现代科学对痛的解释是这样的：

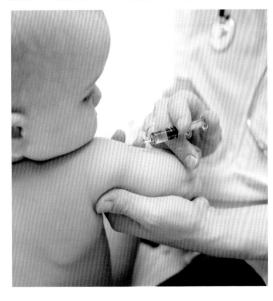

　　痛的信息是由一些原本贮存或靠近神经末梢附近的某种化学物质放出的。在这

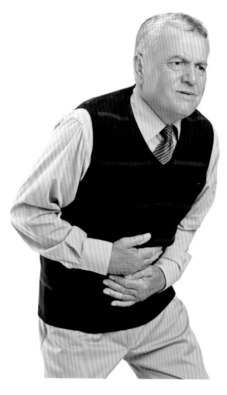

些化学物质中，包含着痛的神经化学物质，它由于某种接触，能够将痛的信息传到脑子里去。

据一些专家研究，痛也是一种非常复杂的经验，痛在心理上、身体上有时很难分清。

感觉不到痛的人

一个来自美国的新兵，首次到太平洋岛屿上作战。当一发炮弹落在他身边爆炸时，他感到一阵剧痛。

担架把他送到医护站，经过医生检查，他身上没有一点伤，只是身上携带的水壶被弹片击破了，这样他又被送回前线。

这时，炮弹的爆炸声更猛烈了。突然间，他又感到头部开始

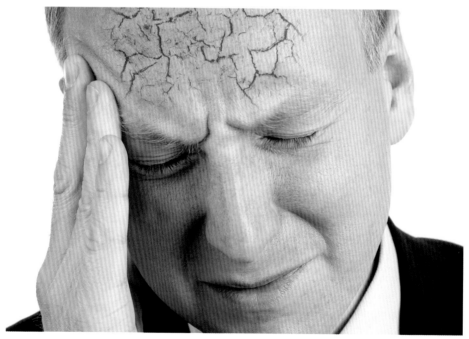

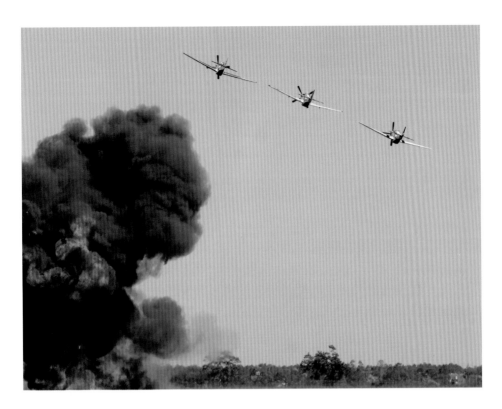

疼痛，这次有血流出来了。

　　第二次他被抬到医疗站，经医生检查伤并不重，只是脸上有破碎的弹片嵌入，取出和包扎后，他又回到前线。

　　这时候，他所在的那个连的士兵几乎全部阵亡了。第三次，他的脚被炸断了，奇怪的是，这次他一点痛的感觉也没有了。

　　专家对此解释说："痛的程度因各人的感受而异。"恐惧、焦虑、紧张、灾难的预期，有时会使疼痛加剧。但如有某种强烈动机，也可把痛感压下去。

　　在电影《小兵张嘎》里，张嘎追击敌人时中了敌人的子弹，他却没有发现自己受伤，并成功地抓获一个俘虏，就是一个非常有代表性的例子。

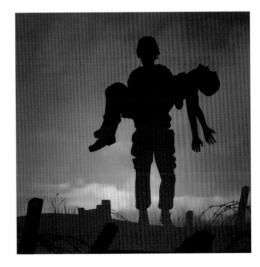

Ren Wei Shen Me

Hui You Ji Yi

人为什么
会有记忆

记忆与前扣带皮层和神经元有关

记忆是连接一个人的过去、现在和将来的"精神桥梁"。记忆的丧失将导致自我的丧失、个人生活历史的丧失以及与他人持续交往能力的丧失。虽然说，每个人不可能都活在记忆里，但是没有记忆的人生肯定是不完整的人生。那么，人为何会有记忆，记忆又是如何产生的呢？

2005年9月15日出版的国际神经科学顶级刊物《神经元》刊登了中韩

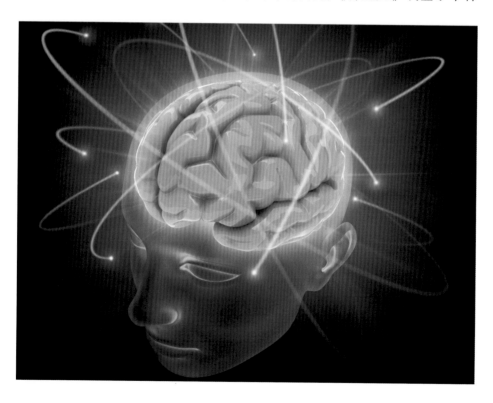

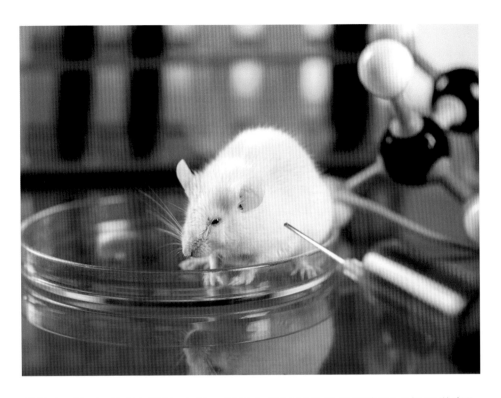

科学家对记忆的最新研究成果。复旦大学神经生物学研究所"长江学者"卓敏教授、李葆明教授和韩国国立汉城大学姜奉钧教授领导的研究团队首次发现，大脑前扣带皮层及其神经元NR2B受体在记忆形成过程中起至关重要的作用。

科学家用小鼠和大鼠做实验，应用遗传学手段把前扣带皮层神经元的NR2B受体的合成降低，或通过药理学手段把前扣带皮层神经元的NR2B受体的活性阻断，发现神经元之间的信息传递可塑能力显著变差；相应地，这些动物不能形成恐惧记忆，它们对曾经遭受过电击的实验环境一点也不感到害怕，而正常老鼠则会显得惊恐万状，这一研究成果使人们对记忆的形成机制有了进一步的了解。

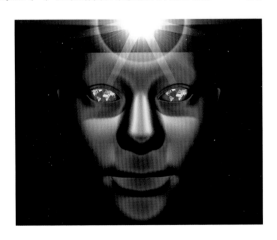

人脑中的海马区域被科学

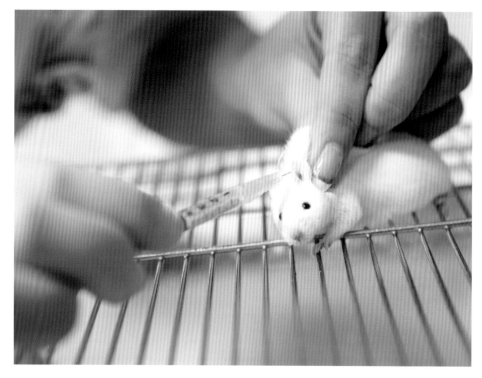

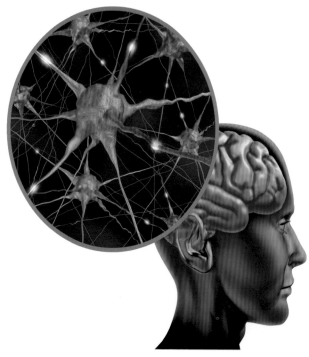

家认为是产生记忆的地方，而这些记忆痕迹需要被搬到大脑皮层的各个地方安置下来，才算记忆真正形成。在这个过程中，前扣带皮层神经元的NR2B受体对恐惧记忆形成关系密切。

脑功能的实现是建立在神经元与神经元之间的"突触"连接和信息传递的基础之上的。神经元和神经元之间的信息传递能力并非一成不变，而是具有巨大的可塑性。神经元活动增加，例如经常学习，神经元和神经元之间的信息传递能力就会相应地增强。

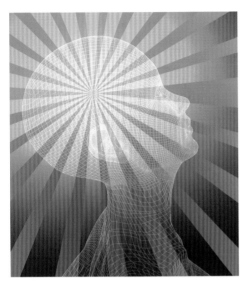

人的记忆研究的新发现

每个人心中的某个角落，总隐藏着某些挥之不去、刻骨铭心的记忆，而这种记忆往往和悲欢、恐惧等事件密切相关。近年来，探求人恐惧记忆的产生与储存方式一直是全球脑科学研究的核心问题之一，它被称为"需要当代爱因斯坦的四大科学领域"。该项研究的参与者、复旦大学神经生物学研究所教授李葆明博士介绍说，长期以来，国际脑科学界普遍认为人的大脑杏仁核是恐惧记忆建立的神经中枢，而他们经过一年多的试验研究发现，脑功能的实现是建立在神经元与神经元之间的连接和信息传递的基础上的，而在人脑的前扣带皮层，一种名为NR2B的神经元受体在这一过程中起到了关键性的作用。通过遗传学或药理学手段作用于NR2B，可以明显地改变恐惧记忆的产生与形成过程。这一发现对将来人类发现大脑秘密提供了又一把钥匙，也为开发防治一些精神疾病如抑郁症提供了便利。

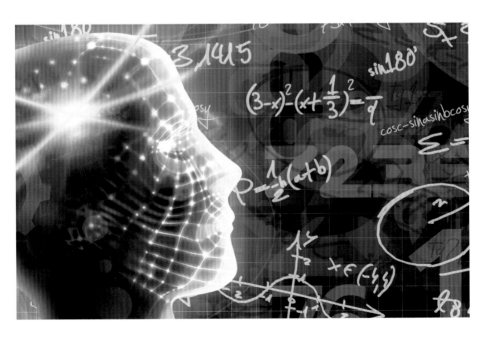

Ren De Qian Li | # 人的潜力
You Duo Da | # 有多大

不可思议的潜力

　　一位飞行员因飞机故障迫降了，正当他在地面察看飞机起落架时，突然有头白熊抓住了他的肩头。飞行员在情急之中，竟然一下子跳上了离地两米的机翼。令人不可思议的是，他是穿着笨拙的皮鞋、沉重的大衣和肥大的裤子跳上去的。

　　一位50多岁的妇女在烈火蔓延之际，抱起一个超过她体重的装有贵重物品的柜子，一口气从10楼搬到了楼外的地上。等到大火被扑灭后，她却怎么使劲也搬不动那个柜子了。

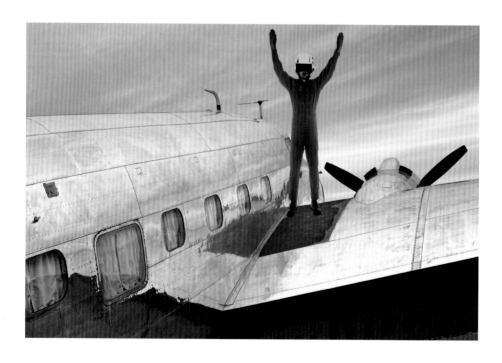

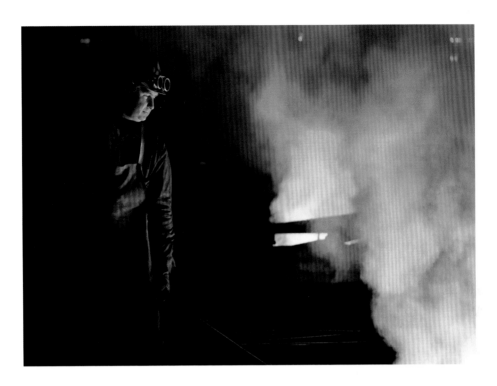

耐温高的人

炼钢炉前，炼钢工人挥汗如雨。正常人究竟能承受多高的温度呢？英国皇家学会医学博士布勒戈登就这个问题亲自进行了一次试验。

他们钻进一个正在加热的密闭房子里，温度逐渐升高，甚至超过100度，他在那里待了7分钟，感觉呼吸尚好。后来他感到肺部有压迫感，心里有焦虑感。他走出热房子，自己数了数脉搏，每分钟跳144次。若不是他亲自进行了这次试验，谁会想到人体能受这么高的外界温度呢？

潜力之谜

人的大脑大约有140亿个神经细胞，而经常活动和运用的不过只有10多亿个，还有80%至90%的神经细胞处在休眠状态，尚未很好地发挥作用。美国的一位科学家认为，健康人的大脑，如果一生中始终坚持学习，那么它所容纳的信息量可达到5亿多册书的内容。

人的毛细血管，占全身血管总长度的90%，它的血容量比动脉里的血要高600~800倍。但是，在一般状态下，只有1/5至1/4的毛细血管开放，其余全部闭合没有发挥作用。人体肺脏中的肺泡，经常使用的也只是其中的一小部分。不论是血液循环系统，还是呼吸系统，潜力都是很大的。通过

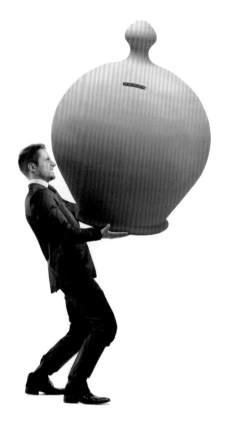

锻炼身体，可以发挥潜力，提高肺活量，增大血管容积。

紧急关头时的潜能

人在遇到紧急情况时会发挥平时所没有的力量，如为了救人，一个弱女子猛地掀起了重物；一个老婆婆在夜间碰上恶狼，结果将狼打死；一个人背起很重的箱子。这都是人体潜力在紧急关头发挥出来的结果。

原来，人体的肌肉和肝脏里平时贮存着大量的"三磷酸腺苷"，简称ATP。这种ATP就是能量的来源。

在正常情况下，人体只需要一部分ATP提供能量就可以了。一旦遇到紧急情况，大脑就会发出命令，让全身所有的ATP立即释放出来。命令下达后，身体能量剧增，就能应付各种紧急情况。

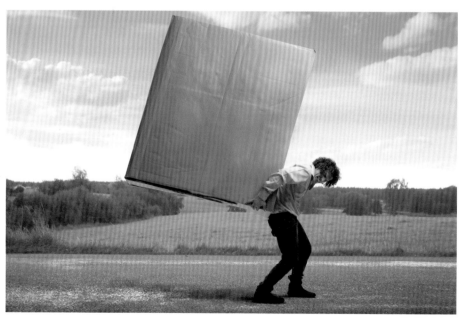

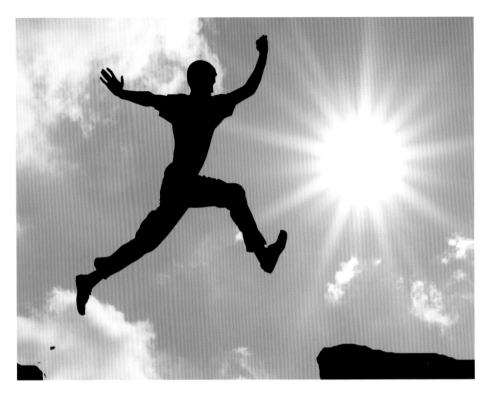

难解的潜力之谜

　　科学家估计，目前世界上大约有50%以上的疾病不需要治疗就会自愈，这也被认为是人体潜力的作用。这种潜力包括人体免疫系统的防御作用和自身稳定作用等。

　　能不能让更多的疾病不经治疗而自愈呢？这是现代医学探讨解决的问题。

　　比如癌症，现在被认为是不治之症，可是也有靠人体自身免疫力使癌细胞消退的例子。人体使癌细胞消退的关键在哪里？这还是一个谜。

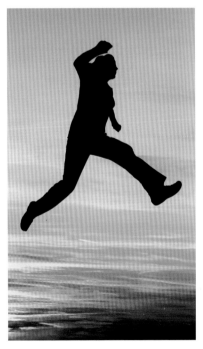

Ren Dou Ke Yi

Chang Shou Ma

人都可以
长寿吗

人类长寿的两大因素

长寿，是人类孜孜以求的重要目标。随着医学的进步，人的平均寿命已经大大提高，据经济合作与发展组织2014年1月发布的一份34个成员国及其他几个发达国家最新的人均寿命数据，居于榜首的瑞士人均寿命已经达到82.8岁。

美国科学家预测，到21世纪末，人们能活到200岁。这个预测显然不能使大多数人信服。一般认为，人类的自然寿命在100岁左右。那么，人如何才能达到这个目标，又怎样增长自己的寿命呢？研究表明，人的寿命主要通过内外两大因素实现。内因是基因，外因是环境和生活习惯。

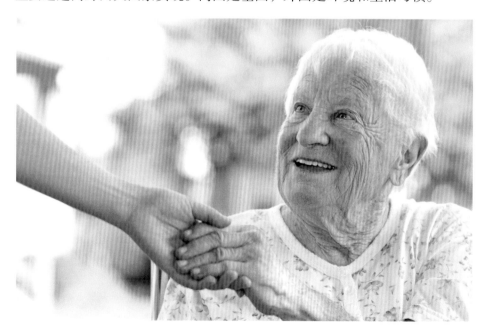

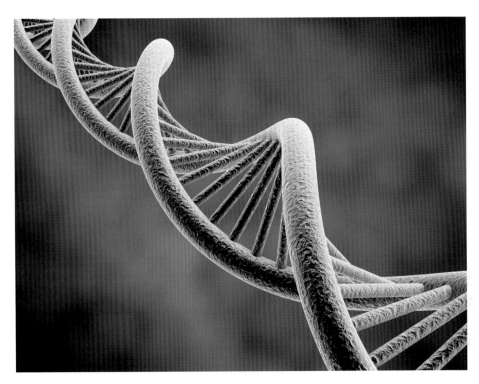

关于长寿基因的研究

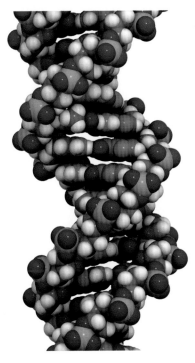

　　人类的寿命与基因有关，体内有多个基因主宰着人的生命长短。那些在恶劣环境下控制机体防御功能的基因，能够显著地改善多种生物的健康状况并且延长其寿命。利用长寿基因的影响力，可以改变人类的生命进程：不让生长和活力因为年老的衰退而却步；使人能够在70岁、90岁乃至100多岁时，仍然保持他50岁时的蓬勃朝气。

　　科学家曾经认为，老化不仅仅是一个衰退的过程，而是生物体的遗传性程序化发育的积极延续。个体一旦成熟，"衰老基因"就开始将该个体导向死亡。但这种观点已经不再为人们所相信了，现在人们普遍认同：衰老其实只是由于身体的正常防卫及修复机制随时间流逝而衰退导致的。

然而，研究者发现，有一个基因家族与生物体的应激耐受性有关，它们能够加强各个年龄段生物体的自身防卫及修复活性。这些基因通过优化身体的生存机能，最大程度地提高个体度过困境的几率。如果这些基因处于激活状态的时间足够长，那么还能显著地增进生物体的健康，并延长寿命。其实，这个基因家族就是那些与衰老基因相对立的长寿基因。

最早被科学家确认的长寿基因是SIR2基因。在寻找引发酵母菌细胞个体衰老的原因时，科学家第一次发现，SIR2基因是长寿基因。当时，他们曾设想这种简单生物体的衰老可能是由某种单一基因所控制，并认为对酵母菌寿命的了解，或许会帮助理解人类的衰老过程。

对长寿基因的研究，让科学家看到基因的生存调控机制如何延长寿命，以及如何增进健康。而且越来越多的迹象表明，SIR2基因很可能就是这个机制中的重要调控基因。但科学家的脚步并没有因此而停止。

2008年3月，美国科学家通过对芽殖酵母和线虫的基因分析，鉴别出两种生物共有的25个负责调控寿命长短的基因。在这25个"长寿基因"

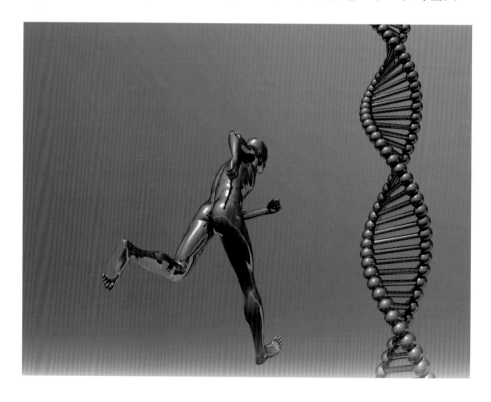

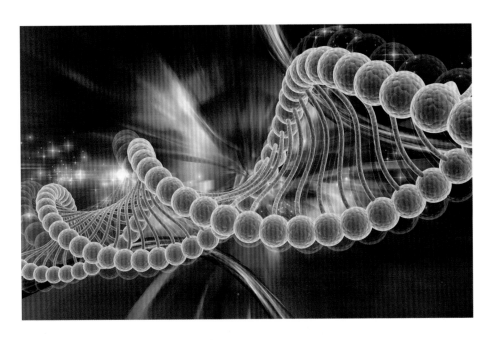

中，至少15个在人的基因组内存在相似版本。

这意味着，科学家有可能借此锁定人体内的基因目标，研究如何减缓人的衰老过程，治疗衰老引发的相关疾病。研究小组人员介绍说，他们选择了单细胞芽殖酵母和秀丽隐杆线虫为基因分析对象，二者都是衰老研究领域常用的模型生物。

从进化史来看，这两种生物之间相距大概有15亿年，如此悬殊的进化差距比小毛虫和人之间的进化距离还要大。正因如此，从这两种生物体内鉴别出共同拥有的与寿命相关的基因才显得意义重大。

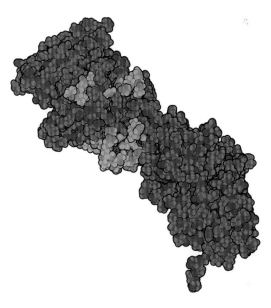

另外，人的基因组内也有十几个类似基因存在，这表明，类似基因很可能也能调控人的寿命。华盛顿大学生物化学家布

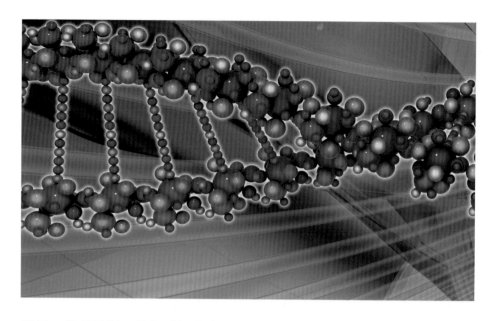

赖恩·肯尼迪说，他们希望将来通过基因工程方法调控人体内的"长寿基因"，不仅延长人的预期寿命，还能延长"健康寿命"，也就是人的生命中身体健康、不受衰老引起的疾病影响的时间段。

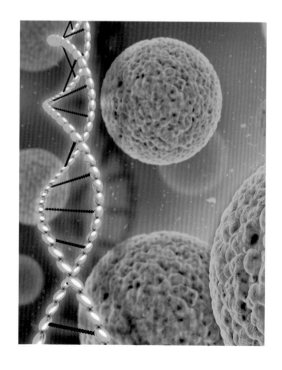

2008年9月份，德国科学家对长寿基因的研究又有了新的进展。据德国基尔大学医学院的一项调查显示，人体DNA中存在一种名为"FOXO3A"的基因能够助人长寿，而与年轻人相比，这种基因存在于百岁老人体内的情况更加普遍。

研究人员在比较了大量德国百岁老人和年轻人的DNA样本后还发现，FOXO3A基因发挥的作用覆盖各种不同人种。这项研究还确定了当FOXO3A基因在DNA上的一个含氮碱基上出现时，人健康地活到90岁的几率就会更高。

2010年5月3日，我国台湾地区的一个研究团队也宣布找到了长寿基因。据台湾阳明大学研究团队声称，他们找到了调控寿命长短的Cisd2基因。这个团队利用基因转殖技术，提升长寿基因蛋白的量，使实验中的小鼠存活达36个月，较一般老鼠增加1.4倍，相当于人类的110岁。更重要的是，这些"长寿鼠"仍精力充沛毫无老态。他们认为，未来若能找出补充Cisd2基因的物质，人类可望长生不老。

影响长寿的其他内因

当前，科学家研究的重点除了寻找"长寿基因"外，延迟发病年龄、降低发病率，以及抑制减寿的基因，也是他们的研究对象。欧洲科学家重点研究了载脂蛋白E和"减寿基因"。

载脂蛋白E不仅有延长人的寿命的作用，而且对于降低发病率，促进寿命增长有重要作用。这种基因分为2、3、4三种亚型，其中2型和3型均能延迟发病年龄，降低发病率，促进寿命增长。

法国和意大利等国的科学家普遍认为，这是因为载脂蛋白E2基因对人的寿命能起延长作用；在我国，卫生部老年医学研究所副所长兼医学遗传室主任杨泽教授等科学家通过研究发现，长寿老人体内的载脂蛋白E3比较多，占到了80%～90%的比例，这也是广西巴马长寿老人的遗传标志。如

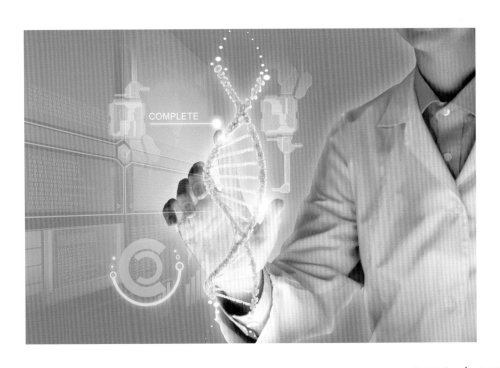

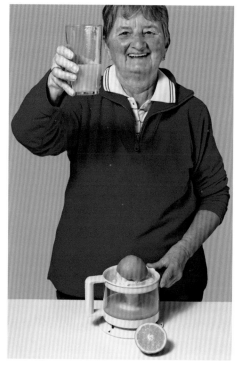

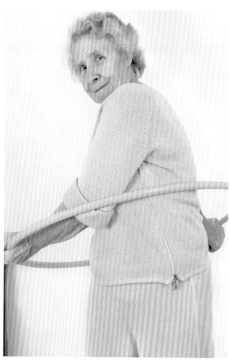

何刺激它们更好地发挥作用，将是科学家们下一步的工作重点。

"减寿基因"是威胁人类寿命的最大敌人，科学家研究这类基因的目的就是抑制、控制它的生长。说到这种基因，人们最熟悉的要算自由基了。专家认为，目前，国际上基本认定，自由基对人体的损伤是导致人类寿命变短的重要因素之一。自由基要是多了，就会导致细胞膜的通透性降低，甚至会破坏酶和DNA，使细胞逐渐"衰老"。除了自由基，前面提到的载脂蛋白E的4型，会促使老年痴呆症的发作，损害寿命。如何抑制它的生长，也是科学家研究的热点。

影响长寿的外部因素

以上都是影响人长寿的内因，其实，除了内因外，影响人生命的还有外因。内因很关键，外因也不可忽视。专家认为，环境和生活习惯在长寿上所起的作用甚至能达到66%。在外因方面，科学家们提出，以下几点内容非常重要：

一是饮食，人类每天进食量的多少对衰老的进程也起着一定的作用。科学家的研究表明，从原生动物水蚤直至鱼类、鼠类，如果减少它们每天的进食量，就能防止各种疾病的发生，并能使它们的寿命延长50%左右。

为了证明这些在生物实验上反映出来的成果也适用于人类，美国的医学专家们正在对一组猴子进行严格的节食试验，以观察它们的衰老过程。由于猴子是人类的"近亲"，这项试验将有助于人们了解节食对延长人寿命的作用。

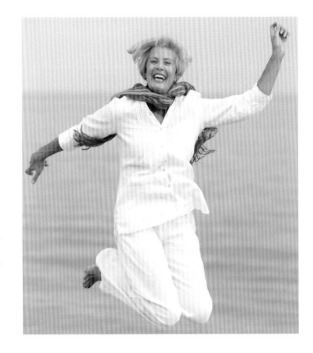

二是运动。美国塔夫脱大学的玛利亚·菲亚泰隆领导的一组研究人员让一组90岁以上的老年男女在固定的体育器械上，用腿进行提重锻炼，每周3次，每次15分钟。每次锻炼结束时，这些老人都精疲力竭。

然而，8周以后，老人的肌肉都大为改善，他们的步行速度较从前快了50%。他们还让60岁的以上的老人在固定蹬车和划船器上进行锻炼，结果他们的心脏输血功能增强了25%，体内脂肪贮存减少了，胆固醇的水平也有所下降。科学家们由此断定体育锻炼可推迟人体衰老。

三是心态。英国心理学家通过研究发现，旅游度假能够延长人的寿命。比起那些从不旅游度假的人来说，每年外出度假的人在未来9年中死去的可能性要低21%。这些经常旅游老人的独立性都特别强，有的还在大街上当义工，这种积极向上的生活心态，对长寿无疑是有好处的。

四是生活习惯。人到30岁以后就应该注意保持生活规律，为以后的生活多积累一些能量。人的一生其实是一个不断消耗的过程，熬夜、酗酒、过度运动等都会导致身体消耗过度。在欧洲，70%的人死于心脏病、脑卒中、高血压等"生活方式病"。德国富尔达大学健康学教授彼得·埃克斯特甚至认为，相比那些生活没有规律的人，懒人可能更长寿，理由是活跃的身体会产生更多"自由基"，加快衰老过程。

Ren Ke Yi

Mao Xiang Ma

人可以貌相吗

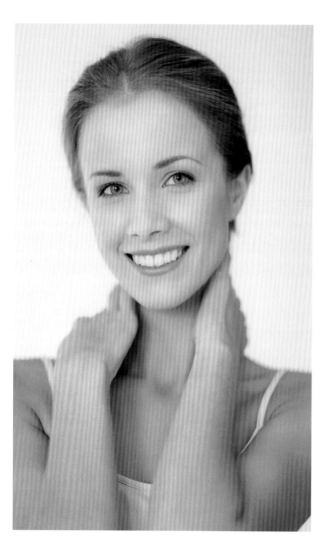

人的貌相

我国的相面术把人的脸形和五官形态与人的贵贱等联系起来，这是过分夸大心智对外貌的作用，陷入唯心的境地。从这点看，俗话所说的"人不可貌相"是有一定道理的。

然而，从某种意义上来说，人却是可以貌相的。因为一个人的外貌除了很大程度上是爸妈给的外，也受各种环境条件及个人心理素质等影响。

因此，可以说，人的外表，尤其是人的脸部是其过去已接受的各种信息的共同作用的结果。科学家们从不同角度得到他们的所需要的第一手感性知识。

人类的族谱

可以认为，脸是人类的"族谱"。人类学家根据人

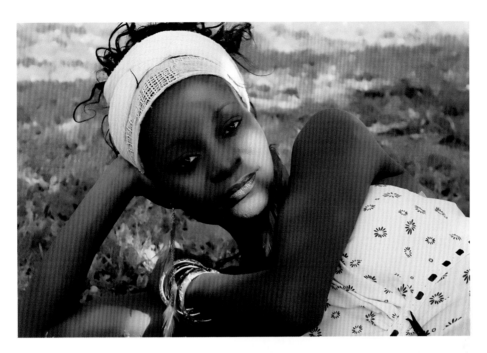

的体表特征，如皮肤和眼睛的颜色、头发的颜色与形状、头骨的类型、鼻子的高低、嘴唇的厚薄及身材的高矮就可以判断其人种和"籍贯"。比如，生活在欧洲、北非、西亚、北印度及美洲的多是白种人。这些地区太阳光微弱，紫外线也弱，因此当地人皮肤中的黑色素含量低，肤色白皙。他们的头发质地柔软，为亚麻色，略微有点透明，这样的头发容易吸收太阳光；他们的鼻子狭而高，并显著突出，鼻子纵径大于横径，这样鼻黏膜面积相对大些，有助于温暖、湿润地吸收寒冷、干燥的空气，使肺得到保护。

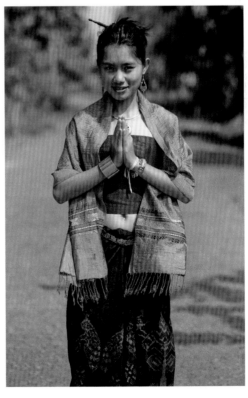

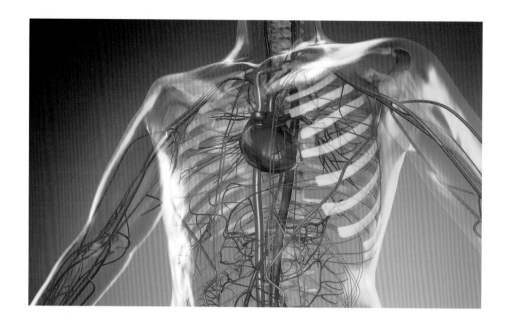

就同一人种而言，由于居住的地理环境不同，脸部特征也有所不同。如生活在我国东北部地区人的脸形一般是上下部较宽大，也较长，肤色较白；而福建、广东等南方一带的人，脸的上下部较窄，也较短，肤色也较黑。

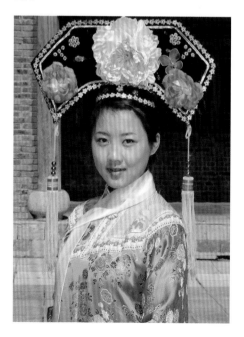

人体病兆的晴雨表

医生认为，脸是人体病兆的"晴雨表"。我国传统医学说，"头为精明之府"，12经脉，365络，"其气血皆上注于面"。在中医的"望、闻、问、切"四诊中，"望"列首位，而"望"主要是指望脸。近来新兴的交叉学科——全息生物学，也认为脸部是整个人体的缩影，贮存着身体各部位的信息，这进一步证明了中医望脸的科学性与正确性。

中医极为重视人脸的气色。正常人气血旺盛，面部光泽红润，而患病后或为苍白，或为红赤，或为萎黄，或为青紫，或为暗黑。

同时，面部的五官形态对于诊断也十分重要。如鼻根部低下，眼梢外斜，眼珠圆，半张着口，舌尖常伸出口外，这多是先天性神经系统发育不全的痴呆人；面部肌肉虚肿，色苍白，脸宽，眼睑增宽，表情迟钝，多见于黏液性水肿患者。

心理透视镜

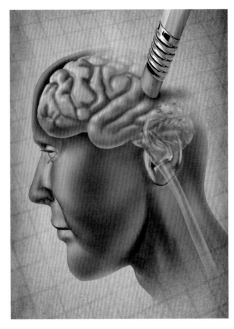

心理学家认为，脸是人心理的透视镜。拿破仑曾说过："人在40岁以后要对自己的脸负责"。这话具有一定的科学性。人的心理状况对外貌的影响是通过脸部肌肉的活动来实现的。在人类发展史上，表情最初具有适应的意义。

达尔文在《人类和动物的表情》一书中指出，现代人类的表情和姿态是人类祖先表情动作的遗迹，这些表情最初曾经是有用的，如愤怒时咬牙切齿、鼻孔张大等表情是人类祖先在与野兽搏斗中的适应动作。经过长年累月的使用，这些表情被遗传下来。

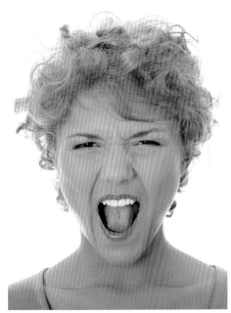

Ren You

Di San Zhi Yan Ma

人有
第三只眼吗

传说中的三只眼

在神话传说中，许多神仙有3只眼睛，除正常的一双眼睛外，另有一只眼睛长在额头上，而且这只眼格外有神力。《西游记》中的二郎神就是用这第三只眼看出小庙是孙悟空变的。

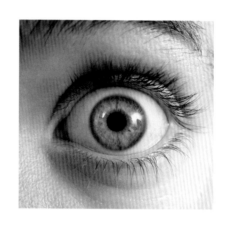

《封神演义》中的闻太师也是3只眼。民间传说中的"马王爷"同样有3只眼，民间有句俚语"不知马王爷，长着3只眼"。

神话归神话，自然与现实不同。不过，也许你想不到，其实你、我、他，虽然不是神仙，却同样长着3只眼！

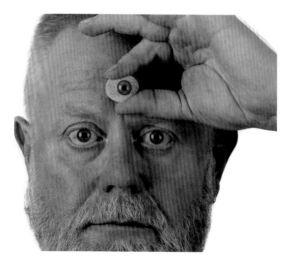

生物界的三只眼

希腊古生物学家奥尔维茨在研究大穿山甲的头骨时，发现它两个眼孔上方还有个小孔，成品字形，这引起他很大兴趣，经过反复研究，他发现这是一个退化了的眼眶。

这个发现在生物界引起了震动，各国的生物学家纷纷加入研究行列。结果发现

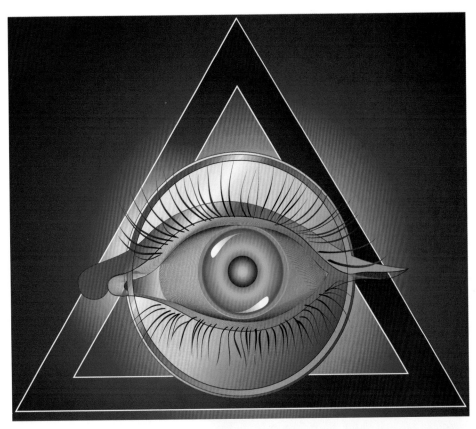

鱼类、两栖类、爬行类、鸟类、哺乳动物甚至人类，都有3只眼睛。

隐形的第三只眼

我们通常忘记了自己的第三只眼，或是从来没有想过它的存在，这是因为这只额外的眼睛已离开原来的位置，深深地埋藏在大脑里，位于丘脑上部，并有另外的名字"松果体"。

在大多数脊椎动物中，例如蛙，第三只眼见于颅顶

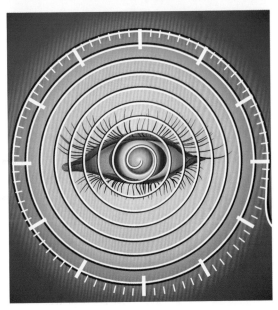

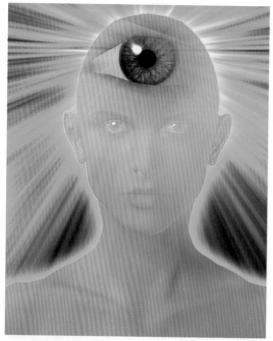

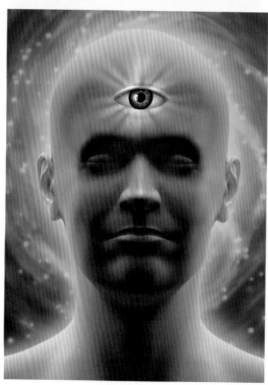

部的皮肤下。蜥蜴的第三只眼虽然被鳞片遮盖着，但也能在皮下找到。科学家们发现，冷血动物把第三只眼当作温度计了，可以测量周围的温度。在两栖动物中，第三只眼可根据光的强弱调节皮肤颜色。

而人的第三只眼已经变成专门的腺体，而且很独特，除了松果体以外，再也没有其他腺体具有星形细胞，这不是普通的细胞，它在大脑半球中含量十分丰富。至于腺体和神经细胞为什么如此盘根错节地缠绕在一起，人们还不太清楚。

第三只眼的功能

现在第三只眼的功能和眼睛相比虽是"差之千里"，但还是有点"藕断丝连"，松果体对太阳光十分敏感，它通过神经纤维与眼睛相联系。

当太阳光十分强烈时，松果腺体受阳光抑制，分泌褪黑激素（melatonin）则少；反之，碰到阴雨连绵的天气，松果体则分泌出较多的褪黑激素。

褪黑激素有调节人体内其他激素含量的本领，因此当阴天时，松果体分泌出

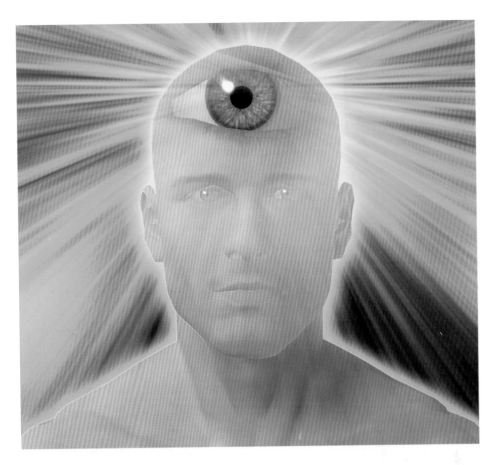

较多的褪黑激素。而甲状腺激素、肾上腺素的浓度相对降低，这些激素是唤起细胞工作的，若相对减少，人就显得无精打采、萎靡不振；天气晴朗时，松果体受到强光的抑制，体内其他激素增多，人们就显得生机勃勃、情绪良好。

另外，通常人晚上的血压比白天低，这也是因为晚上没有阳光，人的褪黑激素增加，压抑了其他激素的缘故。

在人和动物身上的实验表明，尽管松果体的功能可能随时间推移发生变化，但是从生到死，它一直在积极地起着作用。

Ren Wei Shen Me

Yao Zha Yan

人为什么
要眨眼

眨眼的作用

人们常把短促的时间称为"一眨眼的工夫"。

一个人一天平均眨眼15000次，每次眨眼的持续时间不超过0.1秒。人通过眨眼可以保持眼球表面的洁净和明亮。

但是，如此频繁的眨眼仅仅是为了保护眼睛吗？科学家对此进行了研究，新的研究成果告诉我们，眨眼与心理密切相关。

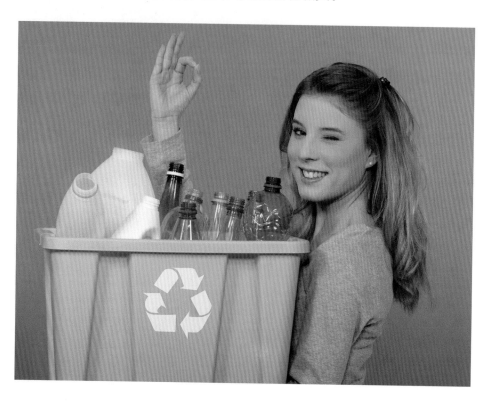

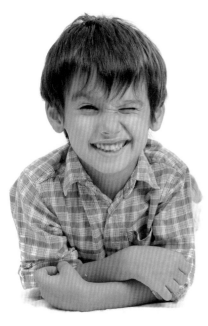

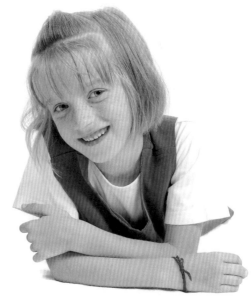

探索眨眼之谜

　　世界上最早将眨眼与心理联系在一起的是爱丁堡大学的科学家庞德和肯尼迪。他们确认，一个人不论在戈壁滩上跋涉，还是在热带雨林中穿行，其眨眼的速率不变。也就是说，眨眼与气候条件无关，但与完成的不同任务和疲劳有关。

　　科学家们对从事视觉活动的人进行了认真的研究，那些在迷宫中寻找路线或在两条平行直线之间画另一条直线的人眨眼很少，而疲劳过度者、发怒者、兴奋者的眨眼则十分频繁。

　　由此可以判断，眨眼与

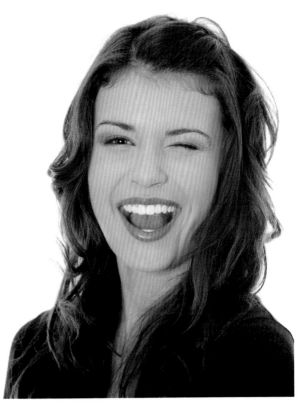

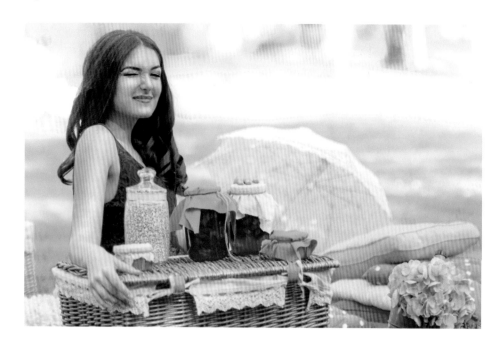

思维存在着某种联系。

后来，随着心理学家和神经医学家对眨眼的进一步探索，眨眼的奥秘逐渐被揭开。

研究者使用红外线、照相机和电极测量了各种人眼睛周围神经和肌肉的电脉冲，发现当一个人处于警觉、厌烦、焦虑、专心致志等不同状态时眨眼速率及持续时间明显不同。有趣的是眨眼恰好发生在停止观察和开始思考的瞬间。

生活中的眨眼

研究者证实，阅读小说的人与谈话的人相比，前者每分钟平均眨眼6次，后者为12次。

在市区街道上开车的汽车司机的眨眼次数明显少于行驶在城外高速公路上司机的眨眼次数。

最能说明问题的是，如果司机意识到与一辆高速开来的车潜伏着相碰危险时，其眨眼次数几乎为零。

其次，眨眼还是焦虑的"晴雨表"。初学驾驶直升机的飞行员比教练员眨眼次数多；心烦意乱的妇女比内心平静的少女眨眼次数多；面对声色俱厉的律师提问的证人比面对态度温和的律师提问的证人眨眼次数多。这些都与焦虑有关。

眨眼还反映在神秘的人体记忆中。令人惊异的是眨眼恰好发生在大脑认为不再有新信息、记忆形成的时刻。

眨眼的有趣现象

在生活中如果稍加注意，就会发现关于眨眼的有趣现象。比如，当你的目光看到一行字的末尾，或者你还没有看懂而返回重读前面的句子时，你立刻会眨眼。

此时，大脑似乎命令你在各个重要"站台"暂歇，而眨眼则是这个停歇的重要标志。于是，有人形象地称这种眨眼为"思维标点"。

他们把低空飞行的飞行员和城区汽车司机短暂而不太多的眨眼叫作"逗号"，将持续时间长而频繁的眨眼称为"句号"。前者似乎把眼前移动的景物分成了可以处理的各个单元，后者则表示要对吸收的信息再进行贮存或思考。脑电波的测量也完全证实了这种假说。

人体名片

名称：眨眼

类别：身体行为

特点：不自主或反射性眨眼、闭眼，2～6秒一次

年龄：不限

国家：不限

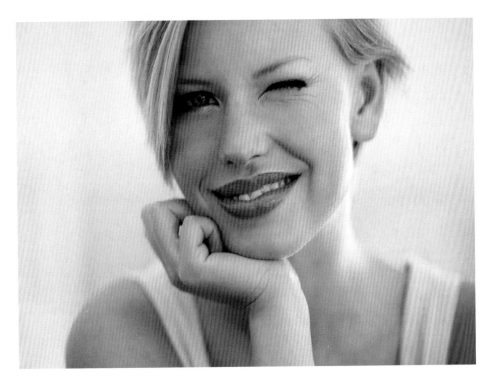

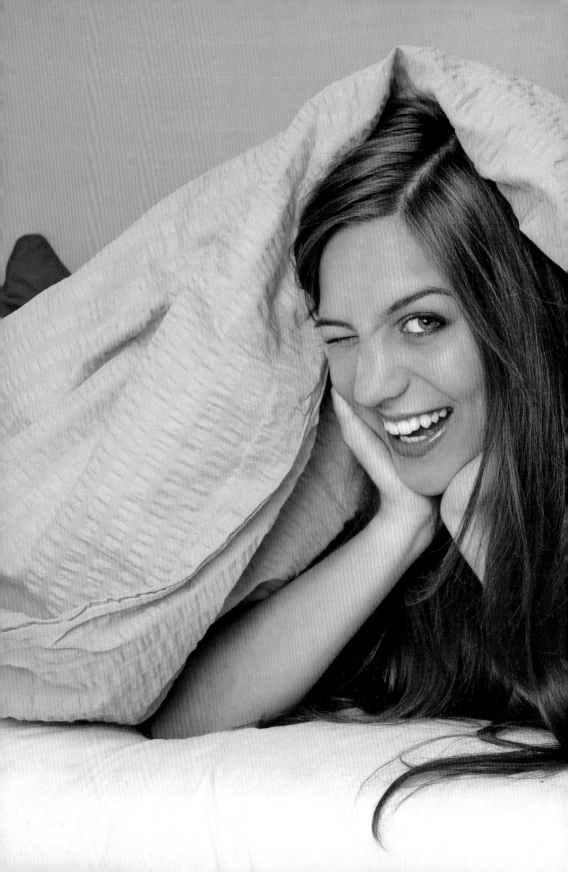

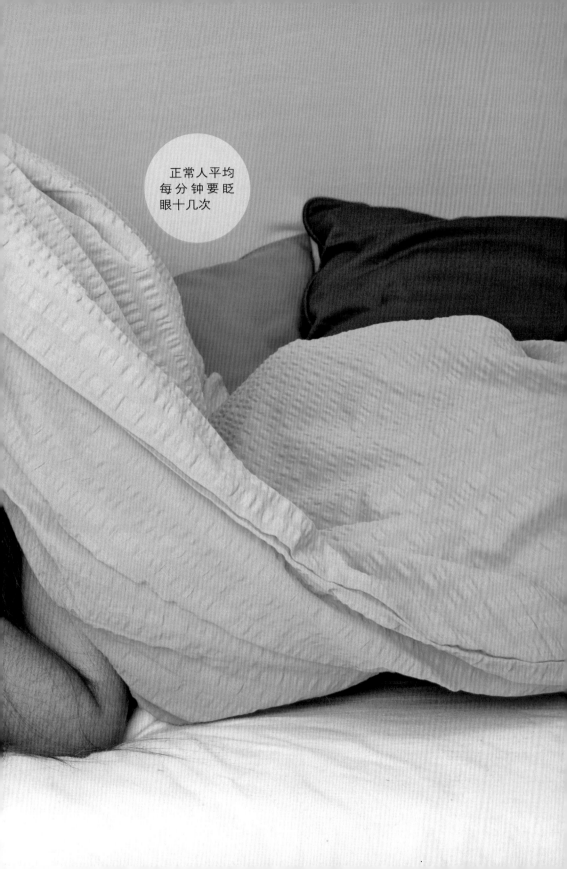

正常人平均
每分钟要眨
眼十几次

眼睫毛
生长之谜

眼睫毛的奥秘

简单来说，睫毛的生命周期是人体所有毛发中最短的，有限的生长活动时间使它不能像头发那样会长得非常长。

睫毛生长在眼睑的边缘，仔细观察会发现上眼睑和下眼睑的睫毛呈2排至3排的分布。上睫毛比较长，平均约8~12毫米，下睫毛稍短，约为6~8毫米。

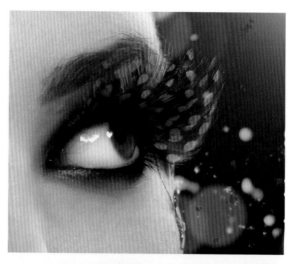

眼睫毛的生长

睫毛同我们身体上的其他毛发一样是从毛囊中生长出来的，这个微型组织的生发周期可分为三个阶段，即生长期、消退期和静止期。

生长期时的毛囊细胞分裂非常旺盛，毛发也会持续地增长。

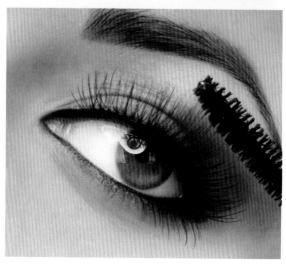

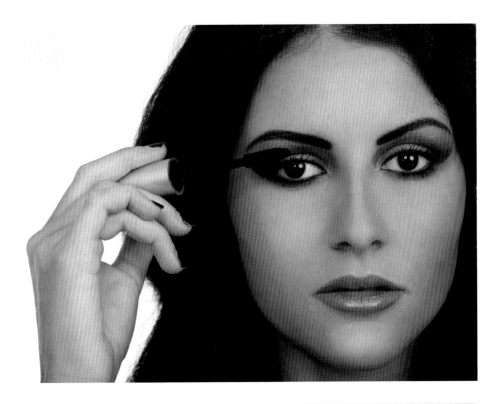

消退期的毛囊细胞停止分裂，毛发自然也就不再生长。到了静止期，毛囊开始萎缩，这时毛发就开始脱落。

头皮上的毛囊的生长期可达2~6年，所以头发可以长得很长。睫毛毛囊的生长期非常短，只有1~6个月，因而睫毛的长度有限。

但是，短短的睫毛对眼睛有重要的保护作用，上下眼睑的睫毛不但具有遮光、防止灰尘、异物进入眼内的功能，而且外界物体触碰到睫毛后，会立即引起闭眼反射，从而保护眼球不受外来物的伤害。

人体名片

名称：睫毛

类别：人体毛发

特点：长度8～12毫米，能防止异物进入眼内

年龄：不限

国家：不限

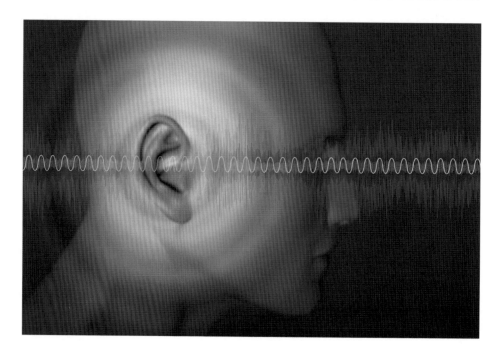

Na Zhi Er Duo
Ting De
Geng Qing Chu

哪只耳朵
听得更清楚

右耳效应

人听声音时，一般都是用两只耳朵一起听的，这样可以听得更清楚，而且听到的是立体声，并可以辨别声音的方向和远近。如果单用一只耳朵，那么哪只耳朵听得清楚些呢？

这个问题与左撇子、右撇子还有关系呢！在世界人口中，左撇子只占10%，其余的人都是右撇子。右撇子大脑的左半球接收和处理语言信息更为活跃，在他们身上可以观测到"右耳效应"。

也就是说，在轮流用左、右耳通过耳机听词语时，右耳可更快地领悟

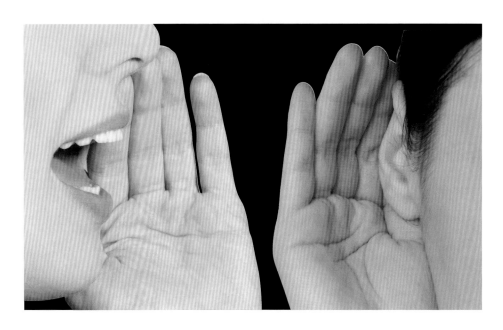

词义，更容易记忆单词。

苏联医学科学院西伯利亚分院生理研究所的研究人员证实，神经官能症患者情况正相反，他们左耳听力更好。研究人员进行了临床试验，参加试验的有健康人、患病期不同的神经衰弱患者。

研究人员设计了一个试验，参加试验的有两组人员，一组为健康人，另一组为患病期不同的神经官能症患者。接受试验的人轮流用左、右耳听了数十个单词，接着在一分钟的时间内大声重复他们记住的那些词。词语意思可分为中性词和带有情感色彩的词。

人体名片

名称：耳朵
类别：人体器官
特点：由外耳、中耳和内耳
　　　构成，可辨别振动
年龄：不限
国家：不限

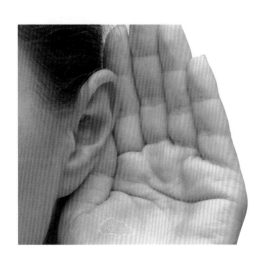

试验中，研究人员对受试者进行了生理检查——测定了他们左、右手手背上皮肤电流反应的振幅。众所周知，在大脑左半球更为活跃工作时，左手皮肤电流反应的振幅增加，而右手则降低。

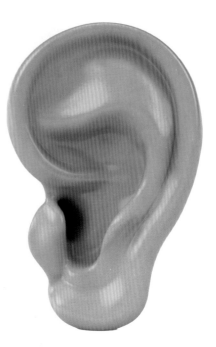

所以，通过皮肤电流反应测验，可以知道大脑皮质两半球中哪个半球在这一时刻更为活跃。

科学家在接受试验的健康人身上观测到了"右耳效应"——发现他们能更好地记忆由右耳听到的词，这时，带有强烈感情色彩的词的记忆效果比中性词好。也就是说，左半球更为活跃地加入了口头信息处理。减弱的右手皮肤电流反应也与这相符合。

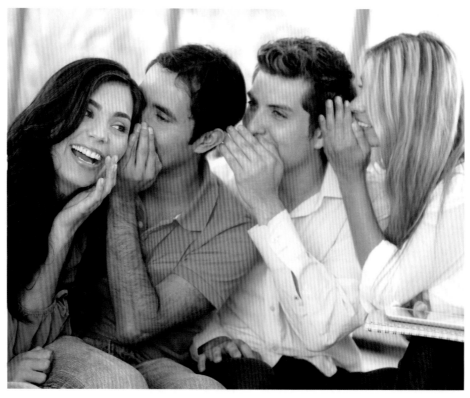

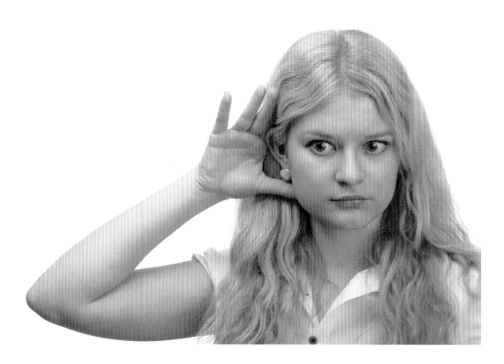

左耳效应

而在患有神经官能症者身上观测到不同情况。那些患病不到两年的人对中性词和微弱情感词，仍然保持着"右耳效应"，而患病期越长，"右耳效应"就越弱，与之相对的，"左耳效应"就表现得越清楚了。

在患有约5年的神经官能症的受试者身上，不论是对强烈情感词，还是对微弱情感词，右半球都更为活跃地工作。患有慢性神经官能症而又疏于医治以至患病6年多的人，左耳甚至能更好地接受中性词。

这说明，神经官能症患者的大脑右半球工作更为活跃。

这就证明，在神经官能症的病情增加时，病情持续未得到改善时，大脑皮质左、右半球间的职能关系会发生变化，左、右半球的"义务"也进行了互换，从而影响到左、右耳听力的变化。

Ren Wei Shen
Me Da
Ha Qian

人为什么打哈欠

生理现象

打哈欠是人们自觉困倦时不自觉地张口深呼吸的表现。人的身体在极度疲倦时，嘴会自然张开，深深吸气，然后呼出，这是血液内二氧化碳增多，刺激脑部的呼吸中枢而引起的生理现象。它是人类身体的一种有益的

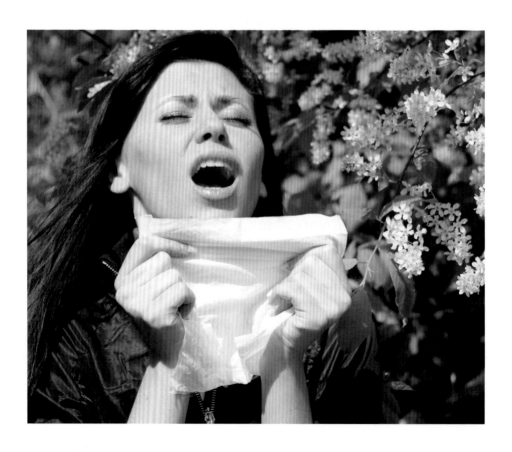

生理性反应，可以帮助人们缓解疲劳。

哈欠开始时，由于口腔和咽喉部肌肉强烈收缩，使口腔强制开大，与此同时胸腔扩展，双肩抬高，使肺能吸入较平常为多的空气。呼气时，大量二氧化碳也随之被排出。当血中二氧化碳浓度降到正常范围后，不再刺激人体的哈欠反射，于是人便不再打哈欠了。

据调查，病重的人很少打哈欠，精神病患者几乎从不打哈欠。对此原因，目前尚不能予以确切解释。

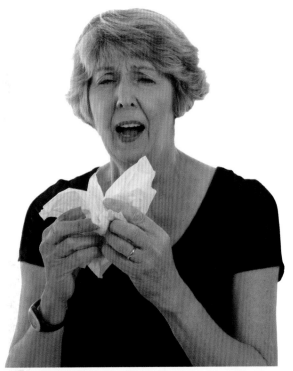

打哈欠的原因

哈欠多在长时间处于慢或浅的呼吸之后发生，引起哈欠的常见原因有过度疲劳、紧张、久坐、专心致志地做作业或阅读、腰带束得过紧、房间过热、通风不良等。

人们在离开电影院及其他游乐场所时常会打个哈欠，这不是厌烦的表示，而是由于静坐过久，浅呼吸的时间较长的缘故。

打哈欠的好处

哈欠除了可补充所需的氧气外，还有其他一些作用，如可以松弛紧张、消除疲劳，放松肌肉等，飞机降落时打哈欠能帮助平衡中耳内的压力。

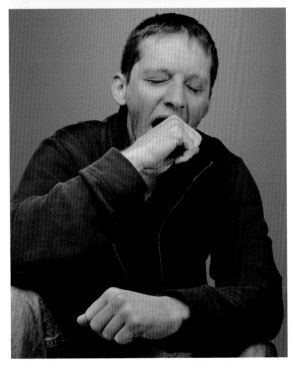

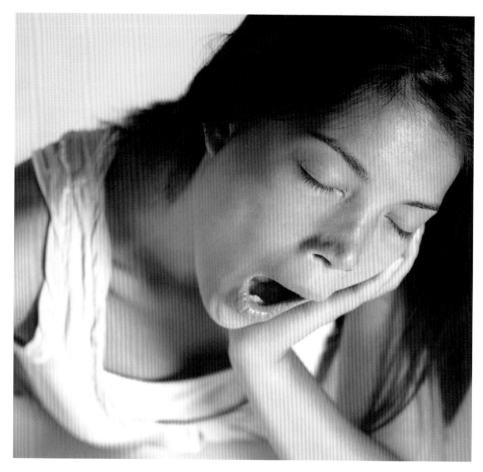

另外，打哈欠还有利于养护眼睛，德国保健协会建议，长时间面对电脑的人，如果想让眼睛休息一下，打个哈欠当是最为方便和有益的。最佳的打哈欠方法是伸一伸懒腰，张开嘴巴，下巴左右移动，就像骆驼吃东西的样子。

打哈欠是人类身体的一种有益的生理性反应，不要认为在公众场合下打哈欠有伤大雅，因而拼命予以抑制，也不要误认为打哈欠是一种疾病信号，从而忧心忡忡，如果你不断地想打哈欠，说明你疲劳了，应该适当地活动一下或休息。

困倦时的眼泪

困倦的时候总会哈欠连天。哈欠一打，眼睛里总会泪水汪汪的，为什么人打哈欠时会流泪呢？

人的眼泪时时刻刻都在分泌，在眼球表面流动。可是平时分泌的泪液很少，而且是紧沿着眼球表面和眼皮里面微细空隙中流动，所以，你不会觉得泪水在流动。

　　然而，在你眨眼的一刹那间，这些眼球表面的泪水就被吸到眼泪的"下水道"，就是鼻泪管里去了。别小看这条不太长的细管子，它却是眼泪通到鼻腔的唯一要道。泪腺不断分泌泪水，鼻泪管不断排泄泪水，所以平时人是不会流泪的。

　　人在打哈欠的时候嘴巴张得很大，尽可能多地让气呼出体外，为的是呼出二氧化碳，吸进氧气。随着打哈欠的动作一股气体有力地从嘴巴呼出。面颊部、舌和咽喉部肌肉紧张收缩，这时口腔及鼻腔的压力增大。鼻腔压力增高的结果就会阻挡鼻泪管排泄泪水的工作，"下水道"不通，泪水流不下去，积在眼睛里的泪水就越来越多。就会两眼泪汪汪的，最后夺眶而出，流到脸上来了。

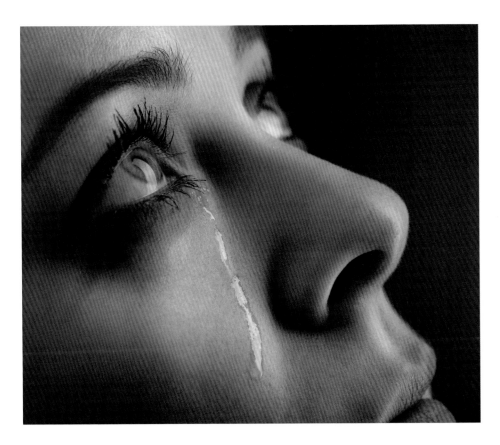

Zhang Wen
Yu
Jian Kang

掌纹
与健康

人的三条掌纹

掌纹就是指手掌上的纹线。手掌纹线是由粗的"线"和细的"纹"组成，"线"是在母体中先天生成的，不易改变，它反映身体先天的状况，假如"线"改变了，体内脏器就一定发生了极大的变动。"纹"多是后天的，因物理变化和化学变化的因素造成，容易改变。

掌纹的纹理走向较复杂，主要有3条大纹：始于拇指与食指间的虎口向腕侧包绕整个大鱼际的大纹，即生命线。

与生命线同起点或分开起点斜向延伸到小鱼际的大纹，即智慧线；从小指根下发出直趋食指根部的大纹，即感情线。

这3条线人人都有，此外，还有些辅助线，有的人不存在，如起于近大鱼际，斜行向小指根部的方

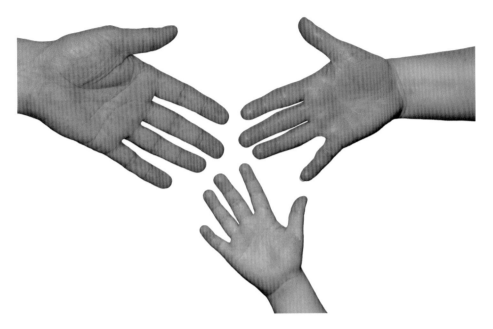

向延伸的健康线等。

　　掌纹中所包含的信息远比一枚指纹包含的信息丰富，利用掌纹的纹线特征、点特征、纹理特征、几何特征基本上可以确定一个人的身份和健康状况。因此，从理论上讲，掌纹具有比指纹更好的分辨能力和更高的鉴别价值。

　　掌纹中最重要的特征是纹线特征，而且这些纹线特征中最清晰的几条纹线基本上是伴随人的一生不发生变化的。它们在低分辨率和低质量的图像中仍能够清晰的辨认。

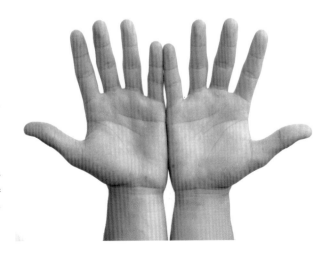

　　点特征主要是指手掌上所具有的和指纹类似的皮肤表面特征，如掌纹乳突纹在局部形成的奇异点及纹形。点特征需要在高分辨率和高质量的图像中获取，因

此对普通人使用价值不高。

纹理特征，主要是指比纹线更短、更细的一些纹线，这类纹线在手掌上分布是毫无规律的。掌纹的特征还包括几何特征：如手掌的宽度、长度和几何形状，以及手掌不同区域的分布等。

掌纹预告

医学统计结果表明：在生命线的起始部或前1／2部分出现类似椭圆形纹线，常常表示消化系统比较薄弱，较易患消化性溃疡病、慢性胃炎以及消化不良或肝胆的疾病。

如果感情线达到食指下

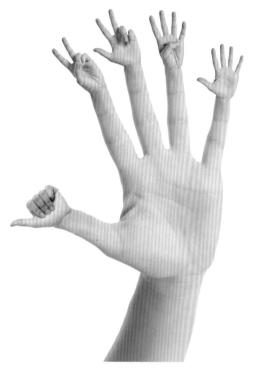

方，智慧线达到小鱼际上，则表示可能患高血压病。如在生命线上有数量不一的小横纹切过，则表示有神经衰弱或有较大的精神压力，多愁善感，比较神经质……

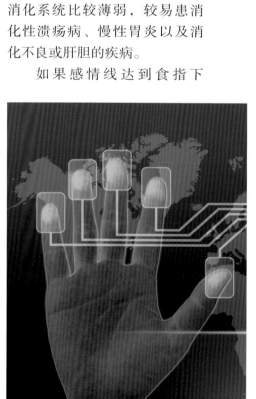

变化多端的掌纹

人们在日常生活中，疾病会不断的侵害身体，掌纹也会随之不断的发生改变。当某些疾病康复不完全时，手掌上对应的病理纹也就不会完全消失。

日久天长，掌纹会变的杂乱无章，通过手掌形状、颜色、纹理、指甲、皮纹的观察，一般可

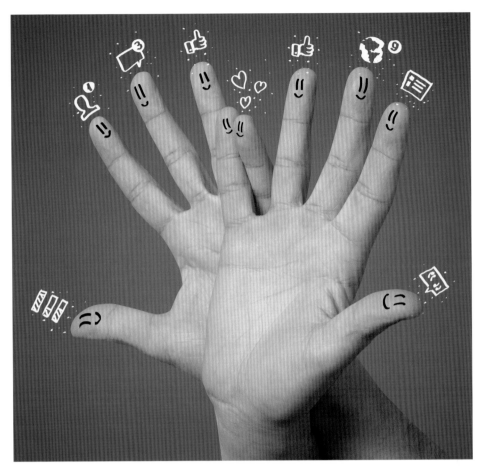

以达到诊断身体疾病和疾病隐患的目的，另外，还可以通过手掌的穴位刺激，起着直接调理肌体的功效。

多种多样的手纹

　　手纹常见的形式有箕形纹和斗形纹。此外，还有一种不常见的纹理呈波浪状的弓形纹。手纹对于判断遗传疾病也有重要的参考价值。

　　正常人反箕纹出现率为5.6%，先天愚型患者，约有2／3为通贯掌，无名指和小指是反箕纹；弓形纹正常人出现率为4.8%，而染色体畸形的遗传病患者，其手掌也多为通贯掌，指纹有多个弓形纹，甚至10指都是弓形纹。

Guan Xing
Zuo Pie Zi
Hao Bu Hao

惯性左撇子好不好

左撇子

在生活中，有人习惯使用右手，称为右利手；有的人习惯使用左手，称为左利手，也叫左撇子。

现代解剖学告诉我们，人脑12对神经在脑中是交叉排列的。右利手大脑左半球发达，左利手右半球发达。人的语言、逻辑、读写是由脑右半球指挥的，因此称为"主侧半球"或"优势半球"。

据统计，约70%的人写字、绘画、刷牙、扫地等习惯用右手，约有20%的人能左右开弓，约10%的人在生活中习惯用左手。

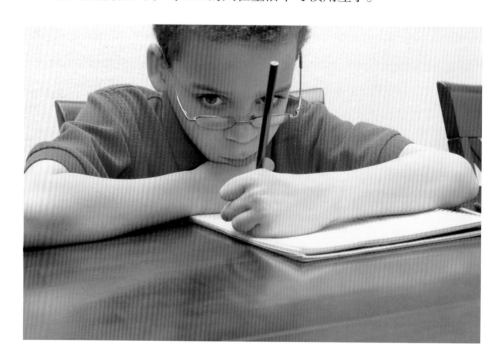

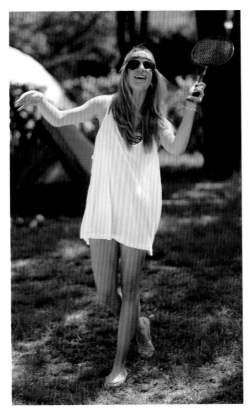
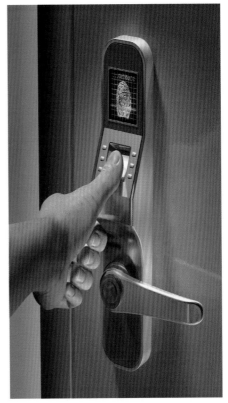

　　在世界名人中，左撇子比比皆是。著名的艺术家米开朗琪罗、达·芬奇、毕加索和喜剧大师卓别林都是左撇子。在奥运会上大显神威的乒乓球和击剑运动员中有一些也是左撇子，第二十二届奥运会上4名击剑冠军中有3名是左撇子。

聪明的左撇子

　　国外有些科学家经研究发现，左撇子似乎比经常用右手的人聪明些。左撇子还有某些优势。据法国科学家研究，人体右侧神经中枢对信号传递比左侧快。同时，若发生中风，右侧肢体瘫痪大大多于左侧。

　　一些从事幼儿医学研究的专家发现，生来左撇子的儿童若是被父母强行左改右，容易产生言语不清、阅读困难、智能发展缓慢等后果，而且成年后患神经官能症和精神分裂症者，高出不改者五六倍，也比一生下来就是右手的高出两倍。

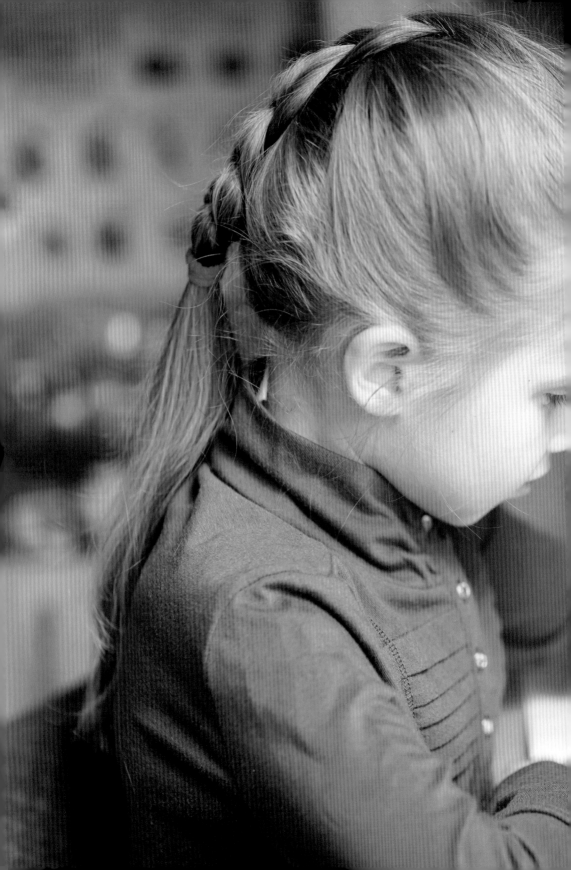

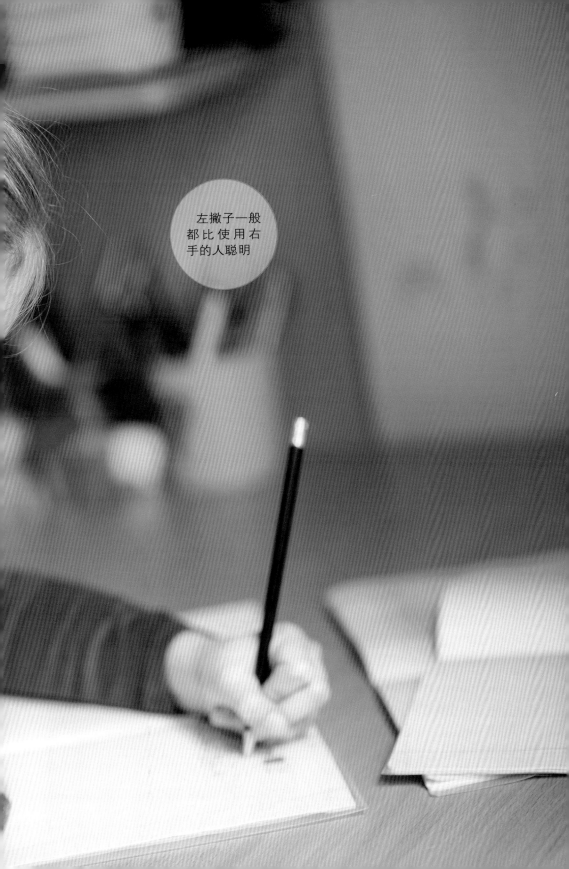

左撇子一般都比使用右手的人聪明

人体幽香
何处来

芬芳馥郁的美人

　　我国历史上曾有一些女性，因体中有幽香而得到帝王之宠，如西施、杨玉环等。

　　西施是我国有名的美女，她的身上因为能散发香气，所以被越国大夫范蠡选中，施展美人计，把她送给吴王夫差。吴王被西施所倾倒，特为她修了香水溪、采香径、百花洲、玩花池、碧进泉、美人宫等，每天在芬芳馥郁的气氛中与西施玩乐，连朝中之事也不顾了。10年之后吴国被越王勾践所灭，吴王也自杀于姑苏城。

　　我国唐朝第六代皇帝玄宗，于温泉宫遇一美姬，她香气袭人，玄宗为之沉醉，占为己有，封为贵妃，此人便是杨贵妃。玄宗为杨贵妃修了一浴

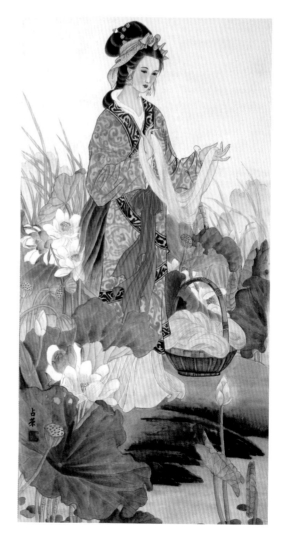

右图：我国古代美女西施因为身体有异香，博得了君王的宠爱。

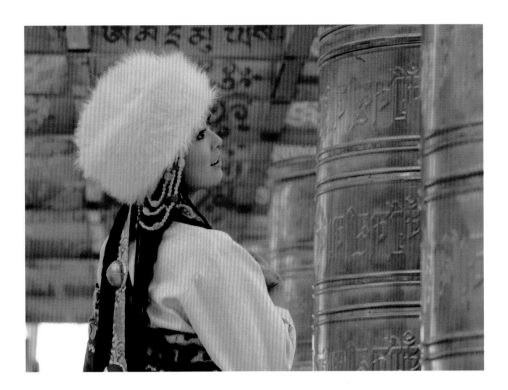

池，放上香水，供贵妃洗浴。贵妃患有多汗症，出的汗可湿透香帕，玄宗感到她的汗都是香的，因此为她修了一座沉香亭。

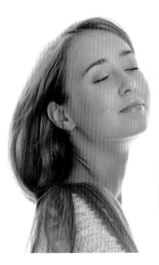
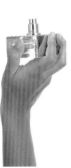

香妃是清朝乾隆皇帝攻西域时，作为战利品带回北京的。香妃是新疆喀什人，因体有异香，一下子就迷住了乾隆皇帝，被封为容妃，恩宠不衰，在皇宫中度过了28个春秋。有人认为，香妃身上的香气，可能是她生于西域，吃牛羊肉较多，皮下脂肪分泌出一种特异气味。

国外的香女

在国外，香女其实也很多。布鲁塞尔一家美容中心曾邀请10个国家的妇女做了一项别出心裁的体味检测试验。首先让她们用特制的肥皂擦洗身体，然后让其运动出汗，再用有关仪器检测，结果发现这些妇女国家不同，香味也不尽相同。

例如，法国女性有酪香味，英国女性是藕香味，瑞典女性带木槿香味，德国女性散发出香木味，而美国女性则是藻香味等。

关于体香的来源，历来说法不一。有性香说，有丁酸酯香说，还有饮食习惯说。

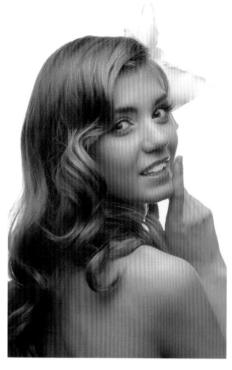

专家解释香女之谜

湖北省武汉香女曾在武汉大学人民医院做过检查。专家发现，她身上散发出的气味类似檀香的香气，香气的来源认为是皮脂腺异常分泌。但在国外，关于体香的成因一直难以定论。

一种学说认为，香女的体香来源于她们体内蕴藏和释放出的"性香"。这种性香是女性体内雌二醇等与某些饮食中化学成分作用的结果，通常随着年龄增长而发生变化，到了青春发育阶段则更为浓郁诱人，异性感受最为明显。

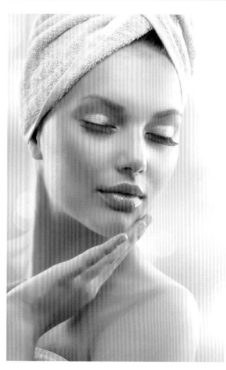

另一种学说认为，人体分泌的汗液中有一种成分叫丁酸酯，丁酸酯存在于人体分泌的汗液中。汗液中存在这种物质多了会发出臭味，唯有其浓度适中，才是女性别具魅力的体香。

而比利时的一位专家对某些人种的饮食习惯与人体气味进行研究后发现，体香和饮食习惯有着不解之缘。这和我国古代人的认识不谋而合。

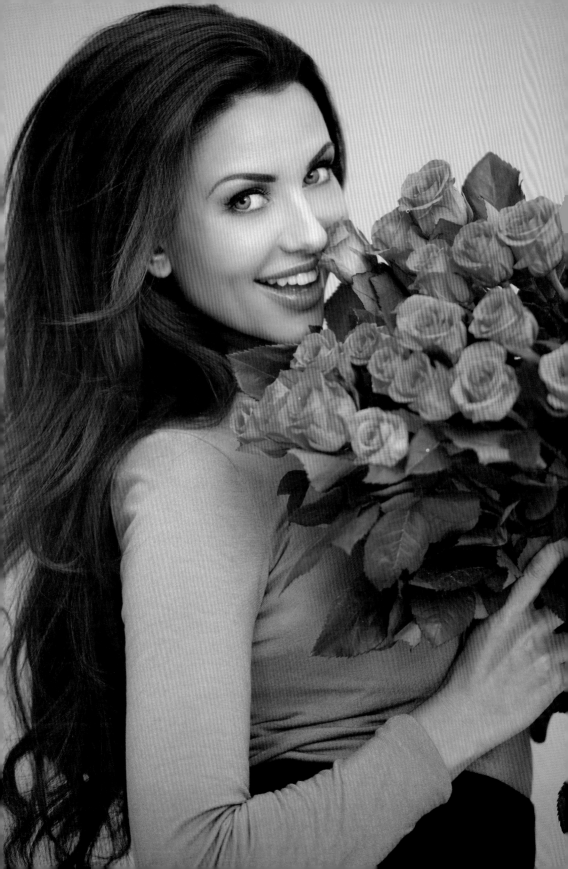

Bai Chi Wei He

Ju You Tian Cai

白痴为何
具有天才

白痴天才

　　国外文献记载了这样一个白痴天才的病例。他在学校里学习成绩很坏，智商仅为50（正常人为90~110），然而他具有不同寻常的能力，几乎不假思索就能说出1880~1950年间任何一天是星期几。

　　他所喜爱的一项娱乐就是去问人们的生日，然后告诉对方去年和明年他们的生日是星期几。然而他却连辨别人们长幼的基本能力都没有。他能正确地运算10~12个两位数的加法，却不知道20比8大，甚至连数字的含义是什么都不懂。换句话说，他能快速地进行许多运算，但却不知道数学的有所区别原理。

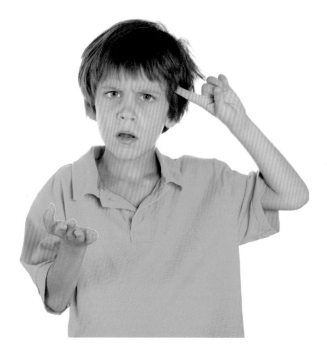

查检字超人

　　我国也发现了一例女性白痴天才。患者降生数月后，即全身抽搐，其后半年又两次住院，病愈后动作迟缓，身体衰弱，4岁时才开始学说话。医生诊断她是低能儿。12岁时她闭门不出，却对家里的几本字典爱不释手。整天翻看，于是查检字的能力日益增强，查字速度非常快。

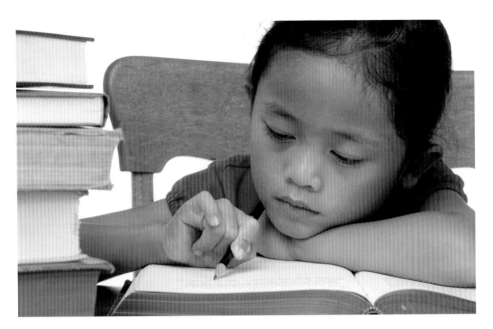

上海市精神病院研究所鉴定，她的智商为64，测量人类反应速度的反应时间为680毫秒，常人为200~230毫秒。

考核白痴天才分两次进行：第一次从实验登记册名单上挑选56个较常用的字，让她从《学生字典》中查找，只见她不翻字典，不到3分钟就一一注明这些字在字典上的页码，准确率达93%。

第二次难度增加，从一本专业书上摘抄一段话，共68个字让她查。尽管这段话中有好多字她不认识，但她还是用同样方法和速度查完了，准确率达75%，平均查

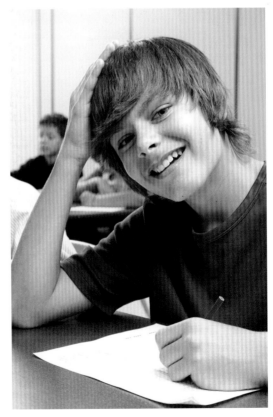

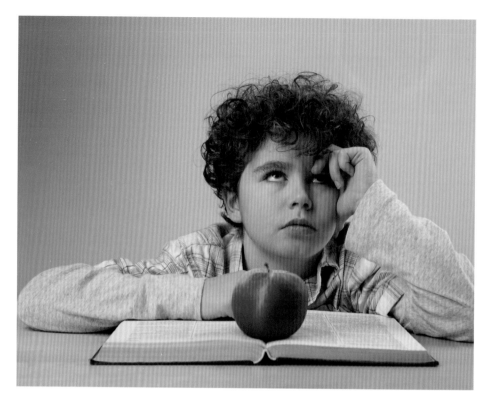

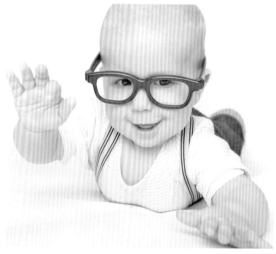

每个字的时间只有3秒。

白痴天才之谜

到现在还是一个谜，有的学者认为，这是一种智力发展严重不平衡的结果。由于白痴天才在某些方面有超群的能力，对智力结构的其他方面产生了排斥性，压抑了其他智力的发展，导致了一种畸形的智力结构。

这种人的特殊才能的形成是由于脑内的一种强化机制的作用，其大脑神经系统存在着一种奖赏系统，它强化了某些智力方面的发展，如时期推算、音乐记忆等，却忽略了其他。

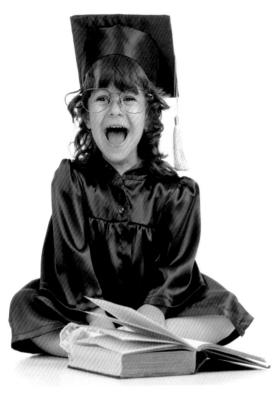

其本人对强化的行为感兴趣，就像抽烟、喝酒一样，而不断地强化就使白痴天才脑内形成了一种高度自动化的模块，就像计算机程序一样，通过不断强化，对此程序不断地扩充，最后形成了令人吃惊的特殊才能。

流行病学调查报告认为，白痴天才的家属中也有超人的突出才能现象。有人认为，这种非同寻常的超常能力，与其说是智力开发的结果，还不如说与遗传因素有关。尽管有这样或那样的解释，白痴天才之谜依然扑朔迷离，成了脑科学和心理学研究的热门课题。

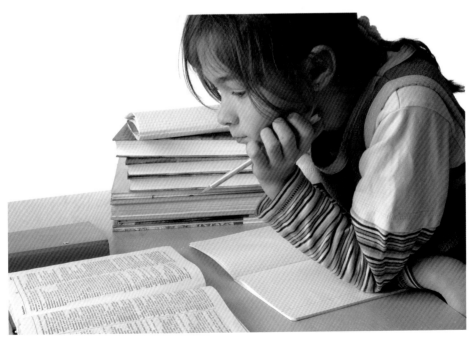

Wei Shen Me You Ren Tuo Meng

为什么
有人托梦

病危中托梦的母亲

苏联有一个名叫加里娜的女青年出差到基辅，就在她到达基辅的第一个晚上就做了一个梦，梦见母亲病倒了，叫她快回家。当时这个女青年并没有在意。

可第二天晚上，她又梦见大家在为母亲料理丧事。她感到吃惊，天一亮就赶到邮电局往家打电话询问。哥哥告诉她：母亲病重，速归！她连忙赶回去，终于在母亲病故前见了最后一面。

寻找失踪的爱人

在波兰的捷尔那克也发生过一段与梦有关的感人故事：当地的少女梅娜与青年斯塔尼·劳斯相爱着，由于

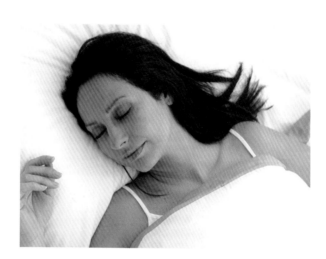

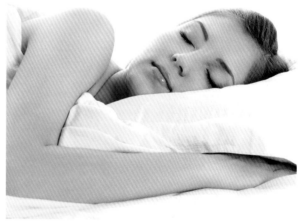

上图：托梦是指他人在自己的梦中出现，并嘱咐交代即将发生的事，或以种种情景警示自己。

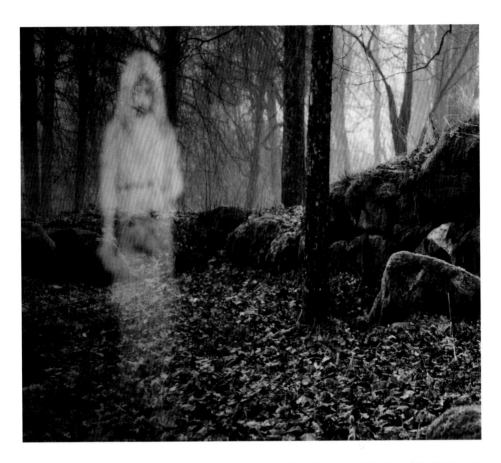

第一次世界大战的爆发，将他们拆散。斯塔尼离开心爱的人上了战场，从此，梅娜便急切地盼着战争早日结束，以便与心爱之人喜结良缘。就在战争结束前的一个月，梅娜始终被一个噩梦所萦绕：斯塔尼在黑暗之中，被巨大的石块阻止在一个无法脱身的地方。他试图推开身边的巨石都没推开。他绝望的神情，深深留在梅娜的记忆中。

梅娜对这个梦感到奇怪，但又不知道为什么。到了第二年的夏天，梅娜依然在做男友的梦，在梦中她看见山上的城堡，城堡崩塌了一大片并把城堡的出口堵住。她还在梦中听见了斯塔尼的呼救声。而且这个梦天天在继续，最终使梅娜领悟到，她必须找到这个梦中的城堡，看看到底是什么事在干扰她。梅娜踏上了寻找城堡的道路，然而她并不知道这个城堡在什么地方，只能盲目地在全国寻找。

1920年4月的一天，梅娜到达一个名为热窝台的小村庄外，在她眼前的山顶上出现了一个城堡，令她激动万分。她兴奋地大喊："我见过你，

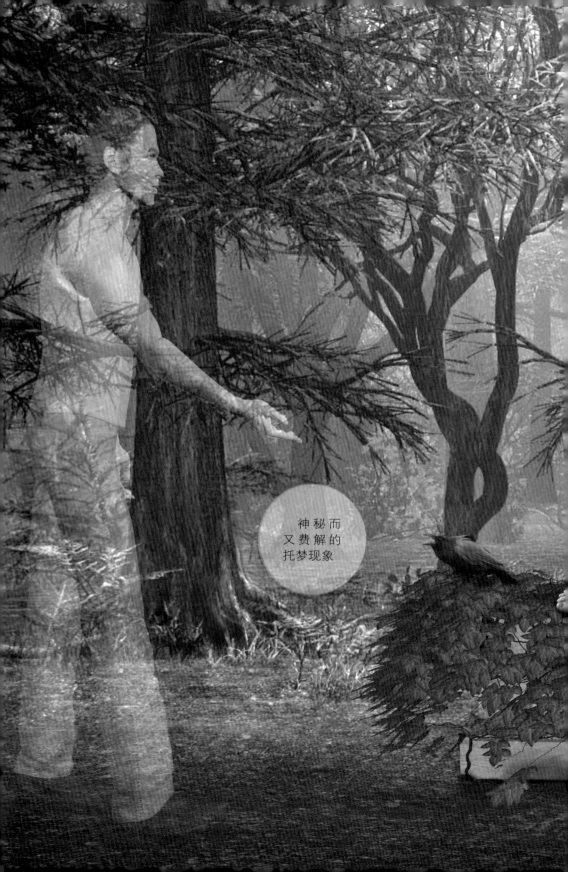

神秘而
又费解的
托梦现象

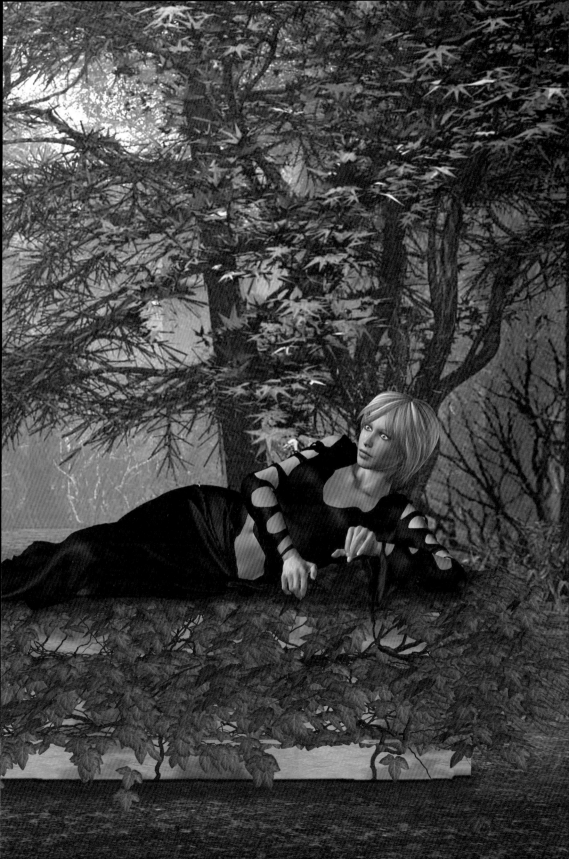

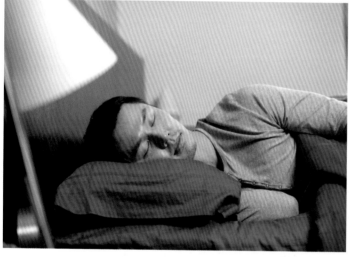

我在梦中无数次地见过你！"

村民们对这个不速之客都感到奇怪，他们好奇地随着梅娜来到了城堡倒塌的地方。她求几个男人帮忙把倒塌的石块搬开。第一天什么也没找到。村民们听梅娜讲了梦中的事，虽然都认为有些好笑，但为了不伤害一个姑娘纯洁的心，第二天依然来帮她搬石头。就在干到快天黑时，忽然听见石头下有男人的呼救声，不由大吃一惊。他们很快将一个人从洞口里弄了出来。那人正是梅娜的男友斯塔尼！

梅娜为何做这个梦的？她又是如何知道这个从来没见过的城堡的呢？此事让人感到有些离奇，但又无法否定它的真实性。因此，我们只能说：梦，太神奇了！

能化险为夷的梦

另外，还有的人在做梦时，感到危险的临近，正是由于他做好了应急的准备，才使得自己化险为夷。

在苏联的伏尔加流域的城市中还流传着一件怪事：有一个人进城办事，他所带钱款不多，只好住进一家便宜的旅馆中。他住在一个单间里，晚上睡觉时，总是做噩梦，闹得他心烦意乱，身上总感到特别别扭，也不知为什么。

这样，他被这种倒霉的思绪折腾了一天。第二天睡觉时，他的这种感觉更强烈，他考虑了很久，最后他把床移到另一个角落里。就在这天半夜，屋子的房梁突然断了，正好砸在他原来放床的地方。

当他被响动震醒后，一见此情，不由得吓出一身冷汗！后来，当他回忆这段往事时，他自己也弄不清为什么要把床移个地方。反正搬床之后，他心里就立刻感到舒服许多。但至今人们还没有科学地解释这件事的因果关系。

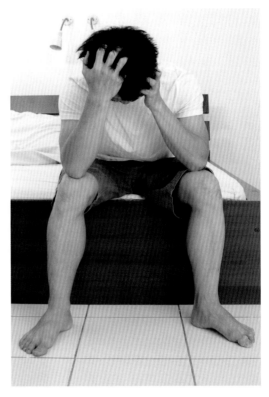

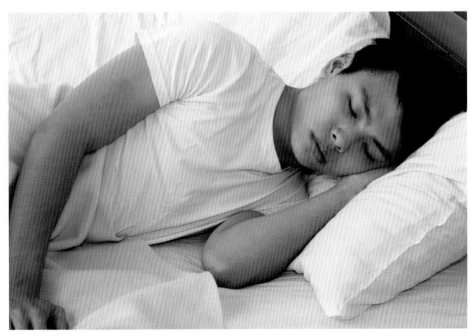

人类灵魂的奥秘

什么是灵魂

　　狭义的观点大多与宗教有关，灵魂是与肉体对应的存在形式，肉体是可见的，灵魂是可以独立于肉体之外的另外时空的高级物质存在形式，灵魂高于且可以支配肉体的行为。

　　广义的观点则抛开宗教的实体灵魂，灵魂被借用到了精神、思想、道德领域，只是为了区别于肉体的一种非物质形态的纯精神。

　　灵魂成为精神的核心，精神的精华部分。此时的灵魂已经不能独立，肉体消失，精神也就不复存在。

灵魂真的存在吗

　　灵魂存在的直接依据就是人的道德感和精神的空虚感。而这两种感觉是与生俱来的，也是区别人与动物和植物的根本标准。

　　道德感是人类幸福的一个

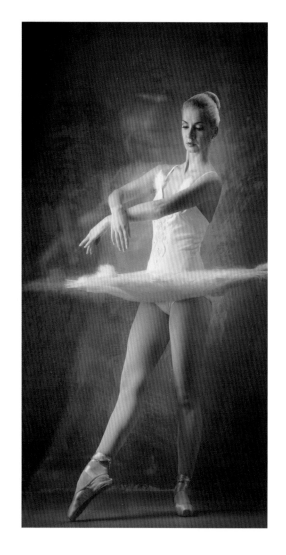

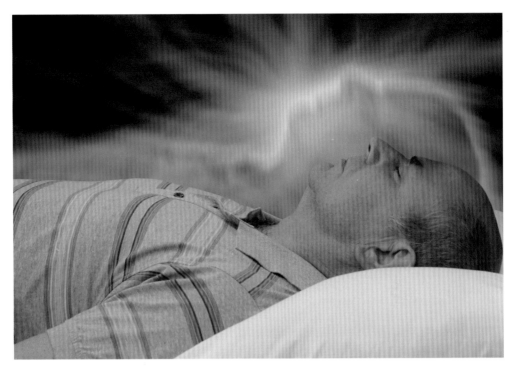

最基本的因素，人类可以为了这种感觉而放弃肉体的生命。空虚感是任何物质上的东西无法填平的，它来源于人类内心的一种永恒的意义追求和寻找终极归属的渴望。对于相信进化论的人来说，人类的道德是可以自然进化而来，只要时间足够长。可是没有任何证据表明，称霸地球亿年的恐龙有道德。比人类出现早几亿年的鳄鱼、青蛙，也没有进化出道德。

难以判断的灵魂

灵魂的存在是可以体验的，而且是可以证明的。关于这一话题，医学上可以举出很多例子：

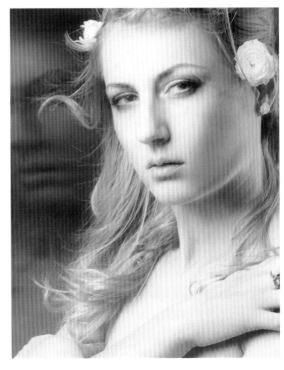

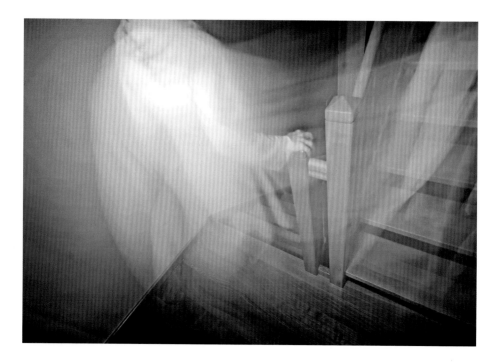

　　一些死而复生的人对灵魂之旅的奇异描述。宗教信徒，甚至无神论者也多有关于灵魂出窍的体验。

　　但否认者的理由也很简单：只要你能在科学检验的标准下重复多次，就可以承认。事实上，这几乎是不可重复的。于是科学家、心理学家多用科学假设和心理学观点加以解释。

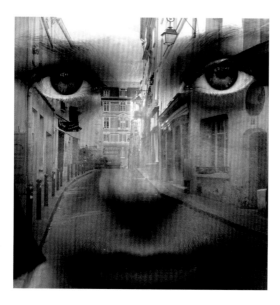

　　科学不能证明灵魂的存在，但也决不能否认灵魂的存在。从逻辑上讲，证明一个东西存在很简单，只要拿出一个样品就可以。

　　而要证明一个东西不存在，除非找遍整个空间而不得，但目前人类的探索空间只限于宇宙的一小块，而且对这一部分也知之甚少。

　　目前的宇宙学家认为，

宇宙的空间中，包括4%的普通物质和96%的暗物质。并且，宇宙目前仍在膨胀，于是科学家又提出了暗能量的理论。说得清楚一点，所谓的暗物质，就是不知道的代名词。

灵魂是否可以不灭

从人类现有的科学技术，已经可以看出一些迹象。

计算机的软件比作灵魂，硬件比为肉体。软件是可以随意复制的，而且可以不断地完善升级。当然，升级是由人类完成的。升级意味着功能更强大，更少病毒侵扰，但也有更多的任务和程序限制，不能随软件的意愿自由发挥。如果软件有自由选择权，不听人类的指挥，拒绝升级，拒绝人类使用。结果只能是被人类抛弃，甚至作为垃圾程序删除。

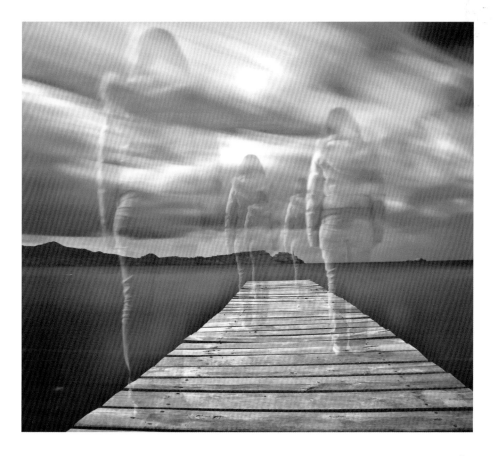

| # 女性长寿的秘密

长寿的女性

据统计，全世界女性的平均寿命比男性长3.5年。在一些发达国家，男女平均寿命的差距更大：芬兰9.1岁，法国8.0岁，美国7.9岁。

只有个别国家，如印度、约旦等国，女性的平均寿命比男性略短些。长期以来，女性比男性寿命长的原因一直是生理学家和遗传学家争论不休的问题，其解释也是多种多样的。

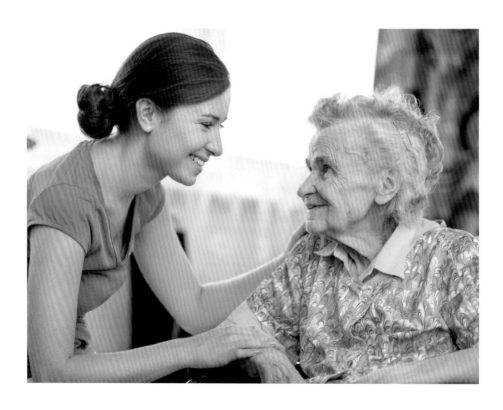

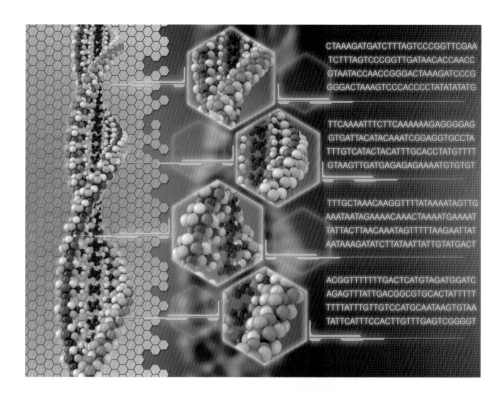

```
CTAAAGATGATCTTTAGTCCCGGTTCGAA
TCTTTAGTCCCGGTTGATAACACCAACC
GTAATACCAACCGGGACTAAAGATCCCG
GGGACTAAAGTCCCACCCCTATATATATG

TTCAAAATTTCTTCAAAAAAGAGGGGAG
GTGATTACATACAAATCGGAGGTGCCTA
TTTGTCATACTACATTTGCACCTATGTTTT
GTAAGTTGATGAGAGAGAAAATGTGTGT

TTTGCTAAACAAGGTTTTATAAAATAGTTG
AAATAATAGAAAACAAACTAAAATGAAAAT
TATTACTTAACAAATAGTTTTTAAGAATTAT
AATAAAGATATCTTATAATTATTGTATGACT

ACGGTTTTTTTGACTCATGTAGATGGATC
AGAGTTTATTGACGGCGTGCACTATTTTT
TTTTATTTGTTGTCCATGCAATAAGTGTAA
TATTCATTTCCACTTGTTTGAGTCGGGGT
```

探索奥秘

英国兰卡斯特大学的一项研究指出，从基因角度可以解释男女寿命的差别。他们在进行动物实验后发现，线粒体基因中存在一些仅会损害雄性寿命的基因变异，长期积累，就会拉开雄性和雌性的寿命差距。

此外，人体内有一种参与修补脱氧核糖核酸的基因，与X染色体有关。

我们知道，染色体是细胞核中载有遗传信息，即基因的物质，在显微镜下呈圆柱状或杆状，主要由脱氧核糖核酸（DNA）和蛋白质组成。

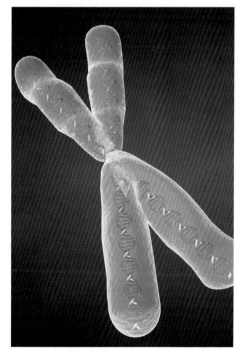

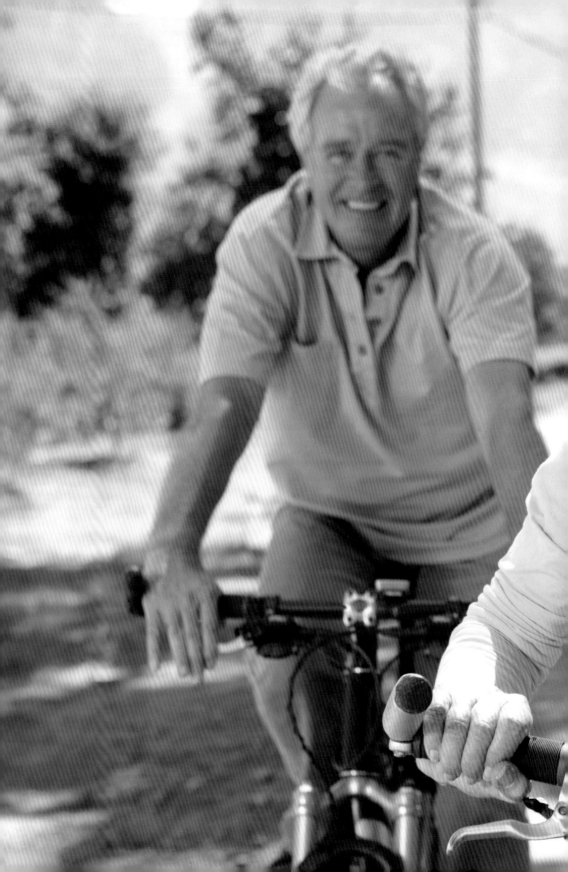

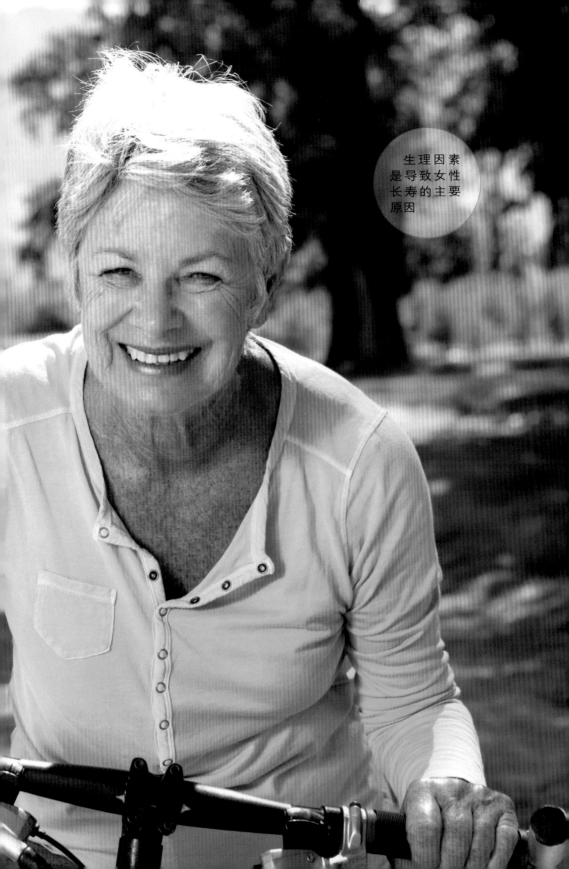

生理因素
是导致女性
长寿的主要
原因

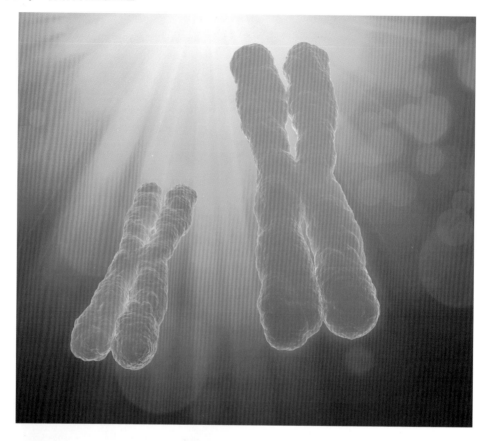

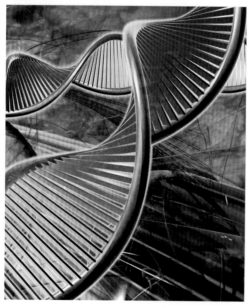

人体内每个细胞内有23对染色体。包括22对常染色体和一对性染色体。性染色体包括X染色体和Y染色体。含有一对X染色体的受精卵发育成女性，而具有一条X染色体和一条Y染色体者则发育成男性。这样，对于女性来说，正常的性染色体组成是XX，男性则是XY。这就意味着，女性细胞减数分裂产生的配子都含有一个X染色体；男性产生的精子中有一半含有X染色体，而另一半含有Y染色体。精子和卵子的染色体上携带着遗传基因，上面记录着父母传给子女的遗传信息。同样，当性染色体异常时，就可形成遗传性疾病。

由于人体内参与修补脱氧核糖核酸的基因，与X染色体有关，而女性的修补基因又多于男性，所以，当女性感染疾病时，其身体内部的修补基因就能更好地维护自己的健康，使其身体更容易康复，缺少病菌侵袭的机体肯定比男性更健康，当然她们也就更易于长寿。

丹麦哈维德夫医院的科学家对4万名中风患者进行了调查，并考察了性别对中风后存活概率的影响。结果发现，女性中风后的存活概率比男性高25%。调查还表明，在严重疾病、车祸及外伤的恢复过程中，女性也能表现出更快更强的康复和再生能力。

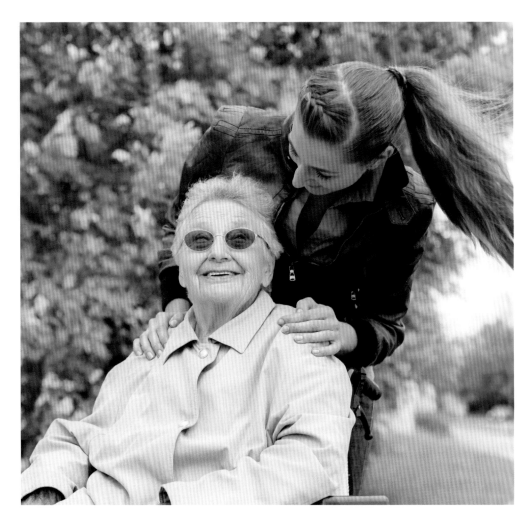

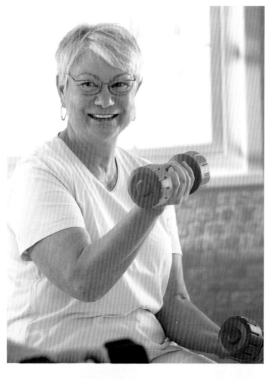

身体的高矮

　　有人试图从身体高矮的角度来寻找女性长寿之谜。美国一个科研小组通过调查发现，身材高大者不如矮个子长寿。

　　这是因为矮个子的肢体比较短小，按人体比例计算，他们的内脏器官相对更大一些，功能也更强一些，容易完成全身的新陈代谢。而通常女子的身高都比男子矮，所以，在同等条件下，女子的能量消耗比男子少8%~12%，寿命也因此较长。

　　但是，如果按照这种理论，我们人类的身高一代高

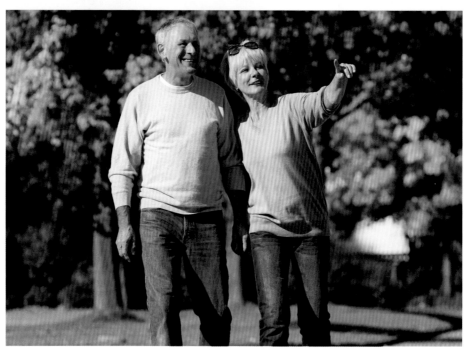

于一代，则意味着人类的寿命也应不断缩短。可是事实上，人类早已经告别了"人生七十古来稀"的时代，寿命较之过去已有了很大的延长。

缺少健康意识

专家指出，不少男人生病了不愿去医院，而是自己默默硬撑着。数据显示，女性每年看病的次数比男性高出28%。而且，大多数女性希望自己年轻、漂亮，这种欲望也会给身体造成良性影响，比如注意饮食健康、生活有规律等。但是男性截然不同，他们吃饭狼吞虎咽、久坐不动、过度劳累、熬夜等，这些都是寿命缩减的元凶。

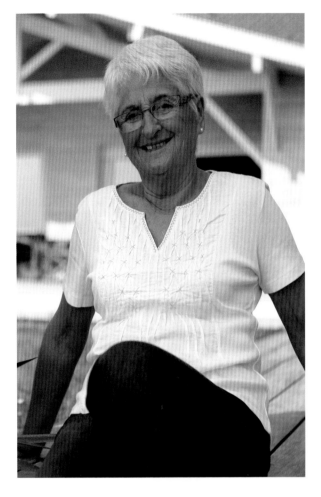

很多男性每天办公坐着、开车坐着、看电视还坐着，久坐对男性健康影响很大，会增加生殖道感染的几率。另外，不少男人每天工作十七八个小时，半夜不睡觉，也是寿命缩短的原因之一。

只因男儿有泪不轻弹

美国医学博士弗雷则提出一种新的观点，他认为，女子寿命之所以长，主要是因为她们比较爱哭。美国明尼苏达州圣保罗拉姆齐医学中心的生物化学家发现，与其他外分泌过程一样，压力所生成的眼泪有助于去除人体应激激素和毒素，同时让人的精神得到松弛。另外，眼泪中含有的溶菌酶能在5~10分钟的时间内杀灭90%~95%的细菌。如果抑制眼泪流出，它们就会积聚在人体内引起某些疾病。而世界上大多数民族的男儿都"有泪不轻弹"，所以寿命就短。

Ti Yang
Shi
Zen Me Hui Shi

体痒
是怎么回事

痒是怎样产生的

蚊虫叮咬或患皮肤病常引起人体瘙痒。每到冬季，即使没有蚊虫叮咬，也没患皮肤病，人有时也会发生瘙痒，特别是老年人更容易发生这种情况。痒究竟是怎样产生的呢？

痒觉发生的机理是很复杂的，有许多体内外因素，如机械刺激、酸、碱、甲基溴化物、某些植物、细菌，以及机体细胞受损后产生的一些物质，皆可产生瘙痒。

有人认为，痒觉是轻触觉，即刺激强度重时，出现疼痛，刺激轻时则发生痒感；如痛觉纤维被破坏时，同时伴有痒感消失。

也有人认为，痛和痒两种感觉迥然不同，因为即使剧痒也不会变成疼痛，吗啡和哌替啶等药物能止痛但不能止痒，而搔抓可止痒却不能止痛。还有人指出，刺激表皮或真皮交界处时引起痒觉，刺激真皮层则引起痛觉。

痒的感受器在哪里

有人推测，在表皮和真皮之间有一种游离的末梢神经丛，它同时接受痒、痛两种冲动；但也有人说皮肤的每个感受器，都是由多种感觉神经纤维组成的。

现在能够让人接受的看法是：来自皮肤的各种冲动，由神经纤维收集在脊髓和较高级的神经中枢，再传至大脑皮层进行分析，假如神经所传递的感觉信息不完全或不明确，这就是痒觉。

一般认为，痒觉感受器把痒觉沿着脊髓神经纤维传向脊髓，再至丘脑，由丘脑传至大脑皮层的某个区域。这个神经传递途径恰好是痛觉的传递途径，因此可以解释皮肤发痒的时候，搔痒引起的痛觉就代替了痒觉，起到止痒的作用。

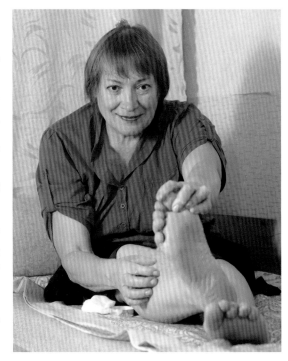

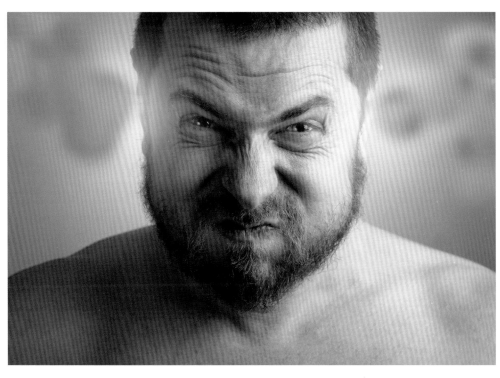

Ren Wei Shen Me | 人为什么
Hui Ji E | 会饥饿

人的饥饿感

人每天都要吃东西。吃是人的一种本能，饿了就要吃食物，饥肠辘辘的滋味实在令人难受。人饥饿时会感到肚子空空，胃一阵阵痉挛，还会感到眼发花、头发昏，四肢无力。这是文学作品中常有的描述，也是生活中许多人曾亲身体验过的经历。

从生理上讲，饥饿是来自整个身体的，饥饿感是体内的热量正在减少、不足的综合信号。人体内储存的可利用的碳水化合物是相当少的，半

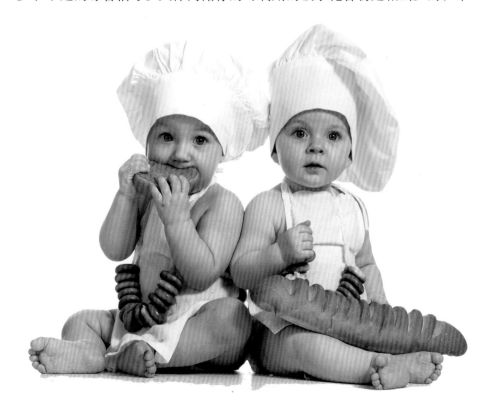

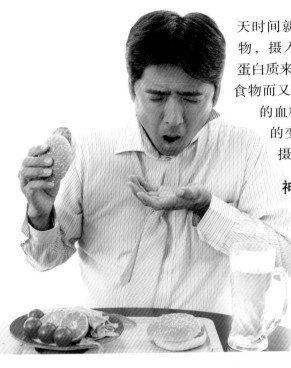

天时间就会消耗光，此时必须补充食物，摄入更多的碳水化合物、脂肪、蛋白质来维持体能。如果长时间不补充食物而又在不断消耗体能的话，人体内的血糖浓度就会下降。大脑对血糖的变化十分敏感，这时就会发出摄食的信号。

神奇的饥饱神经

在人的中枢神经中，有两根奇特的神经，一般称为"饱神经"和"饿神经"。科学家在实验中发现：如果把一只老鼠的"饿神经"切除，那么它再也不会进食，它将面对丰盛的食物而活活饿死；相反，如果将老鼠的"饱神经"切除，这只老鼠就会不停地吃，成为名副其实的饕餮之徒，它的体重会以正常老鼠的5~10倍的速度增长，最后变成过度肥胖的怪物，趴在笼子里动弹不得。

饥饿者暴食会死吗

1945年6月，苏联红军经过激战终于攻克了法西斯德国的首都柏林，取得了反法西斯斗争的最后胜利。关押在柏林集中营中的340多名被俘的盟军官兵获得了自由。苏联红军专门设宴为盟友庆贺。长期食不果腹的获释官兵见此丰富的宴席，个个狼吞虎咽，开怀畅饮。

谁知乐极生悲，仅仅几个小时后，这批刚刚脱离牢灾之

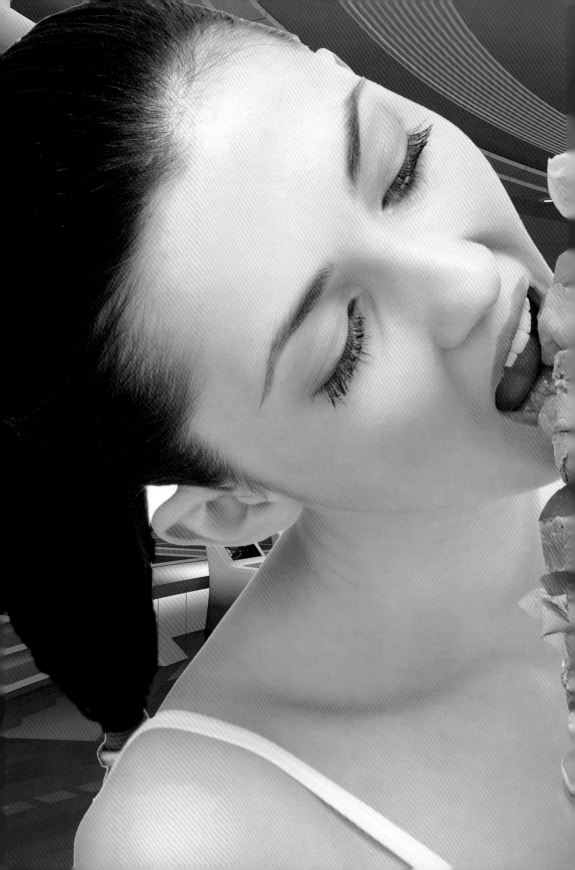

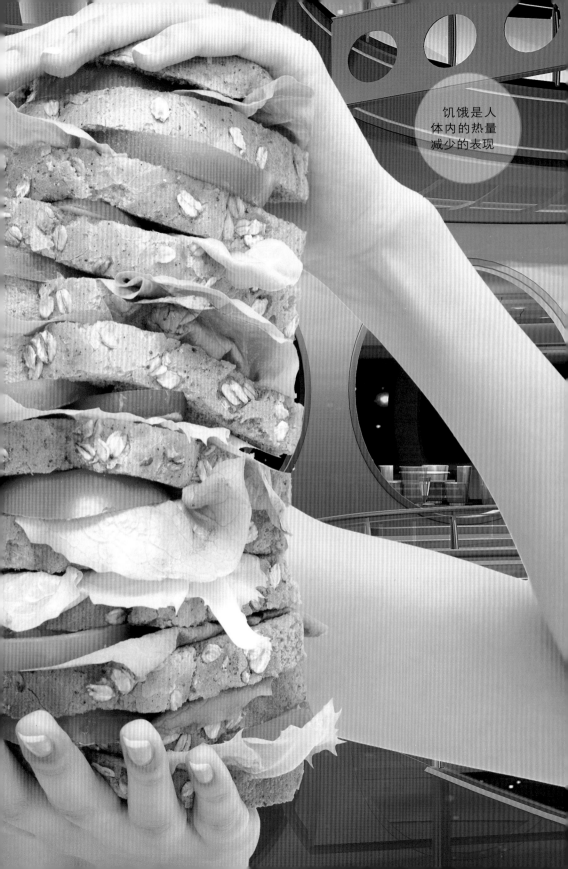

饥饿是人
体内的热量
减少的表现

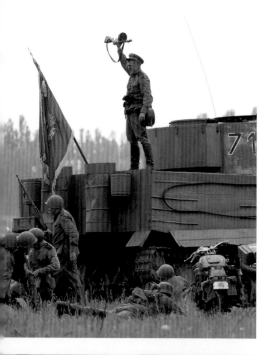

苦的军人便接二连三死去。这一大悲剧立刻轰动了柏林，震惊了世界。有人怀疑这是法西斯分子的反扑，在食物中下了毒。

但是参加这次宴会的除陪食的苏军官兵之外，就是获释的盟军官兵，别无他人。在厨房掌勺的也是苏军的厨师，法西斯残孽怎能有机会投毒呢？再说，即使是食物中有毒，可与盟军官兵一起推杯换盏的苏军官兵却无人中毒，这又该如何解释呢？

盟军官兵虚不受补

还有人怀疑，这件事另有阴谋，是苏军想独占柏林而有意加害盟军官兵的。这种说法纯属猜测，毫无根据。苏军即使"另有所图"，也不可能蠢到在

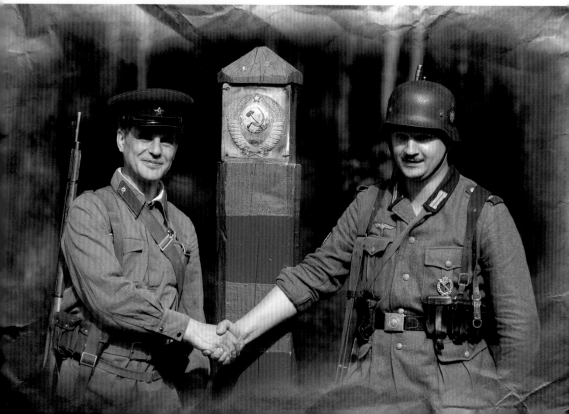

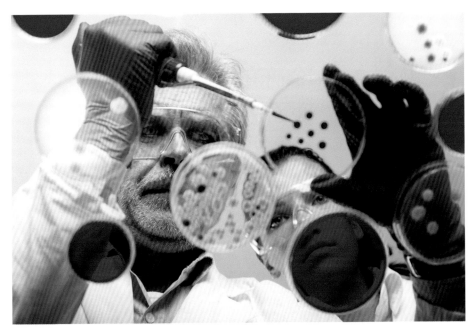

自己举办的宴会上毒死盟友。

　　面对人们的种种猜测，苏军驻柏林部队司令感到沉重的压力，他无法说清楚，为什么盟军官兵全部"中毒"死亡，而陪吃的苏军官兵却都安然无恙。为了查清事实真相，他下令成立了有盟军代表参加的专案小组，医生和侦探也参加了专案小组。经过紧张的内查外调，真相大白：盟军官兵并非死于食物中毒，而是死于"虚不受补"。

饥饿后的中毒

　　据科学分析，食物中的蛋白质的基因单元是氨基酸。氨基酸在人体中不能贮存，要不断从食物中摄取。当人体摄入蛋白质后，体内的蛋白酶就将它分解成氨基酸，经小肠吸收进入血液，输送到身体各部门去形成新组织蛋白质。老组织蛋白质同时代谢，分解成氨基酸，这两种氨基酸中总有一些会被"氨基酸降解酶"再分解为氨和酮酸，这其中的氨是有毒的。

　　正常人可通过肝脏解毒，生成尿素和氨盐，经肾脏随尿排出体外。可是长期饥渴者和肝病、肾病患者若大量摄入高蛋白就会因肝脏解毒功能降低，或因肾脏等器官不能迅速排除毒素而导致血液中氨含量激增，产生中毒现象。

　　更严重的是，氨会随血液进入脑组织，与脑组织相结合，脑细胞因此缺乏能量，随之发生全身代谢滞碍，轻则昏迷，重则死亡。

| # 冷冻的人体
能存活吗

结遗体等待复活

1967年，美国加利福尼亚大学的心理学家佩斯福特教授在他患肺癌逝世之前，立下遗嘱：死后立即将他的遗体冻结，以待治疗肺癌的特效药发明之日，再将其遗体解冻治疗，使遗体复活。

根据他的遗言，人们在他遗体的血管中注入防冻甘油，然后将遗体置入零下196度的液氮中密封冷冻至今。以后陆续又有人加入了死后自愿冷冻的行列，等待着以后的复活。

怎样冻结遗体

人生前就冷冻起来能复活吗？这是目前科学无法解释和预料的问题。

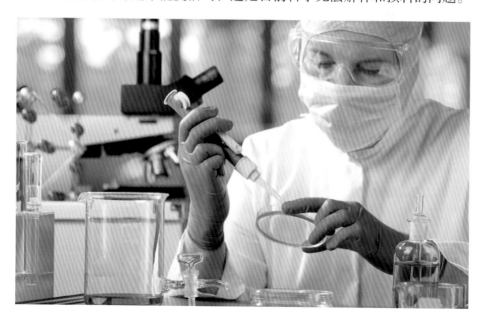

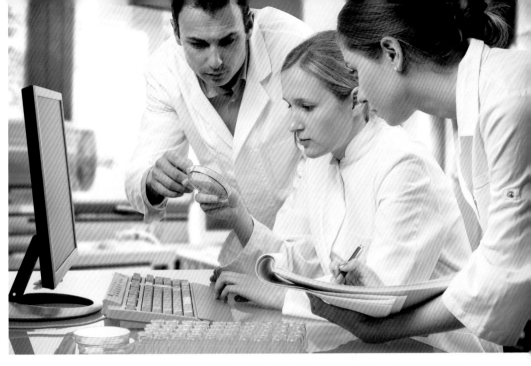

人身体里水在冰冻之后，体积要增大，就可能将细胞膜撑破，而细胞外面的液体冻结，则会使细胞受到挤压，或破裂、或变形。

此外，由于细胞外液中钠离子的浓度比细胞里面高得多，当细胞外液出现冰晶时，由于渗透压的作用，易造成细胞的脱水，这将导致细胞的死亡。

因此，冷冻人的关键之一，就是冻结的速度要快，这样将可能避开结冰的过程，不致伤害细胞了。现在的冷冻法，一般都是将准备冷冻的物体，直接置于液氮中，使温度骤降至零下196度。

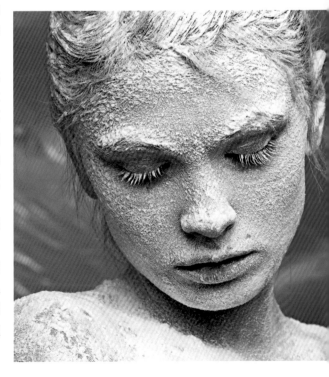

不过，即使这样，也很难避免出现部分冰晶的可能。因此，如果真的要冷冻活人的话，还需要在人体组织中加入甘油和葡萄糖，而且这些冷冻保护物质的浓度，应和冷冻速率相吻合。

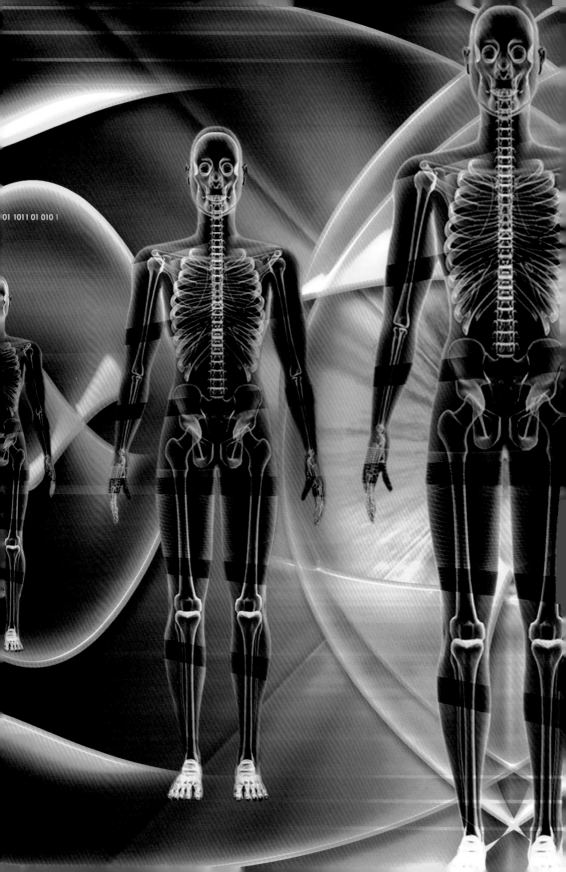

01 1011 01 010 1

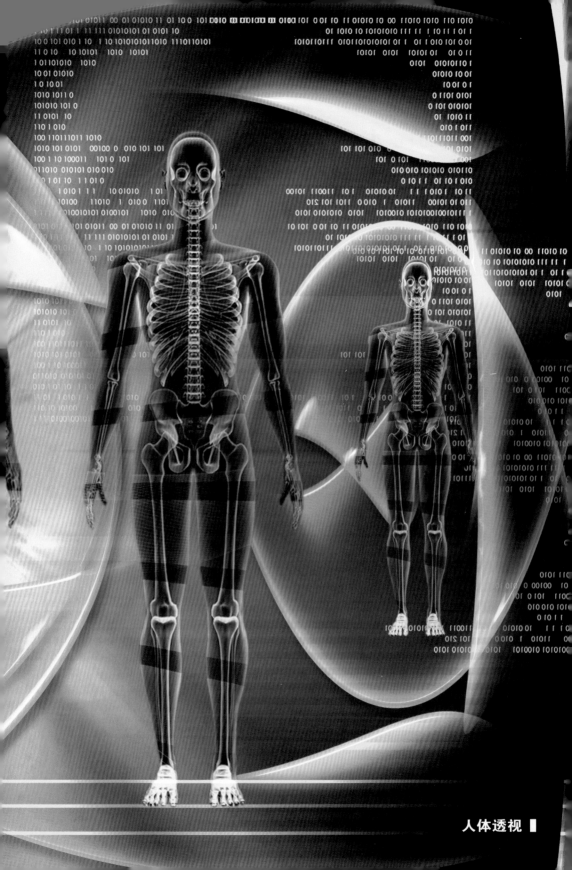

人体透视 ▌

Ren Ti Piao Fu

Guai Shu

人体漂浮怪术

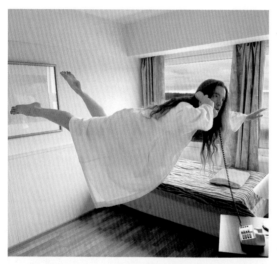

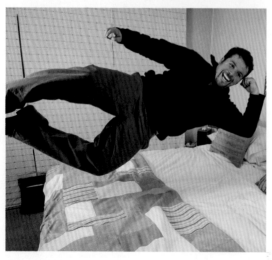

空中飘浮的修行僧

1910年英国著名的探险家彼得·亚巴尔到缅甸北部丛林考察探险，在一座边远山区的大寺院里认识了一位修行老僧。

这位老僧每天早晨都在寺院门前静坐10多分钟，然后盘坐的身体慢慢升空，在深山的丛林上空飘一圈，然后才慢慢地落到地上。

亚巴尔被这一神奇情景

人体名片

名　称：人脑漂浮

类　别：身体行为

特　点：身体升空悬浮

年　龄：约60岁

国　家：缅甸

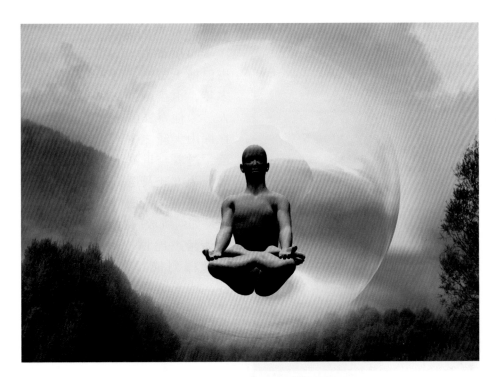

惊呆了，他用照相机从不同的角度拍摄了这位修行僧空中飘浮的镜头。

回国以后，他在英国《卫报》发表了自己拍下的照片及自己看到的这位僧人升空时的情景。

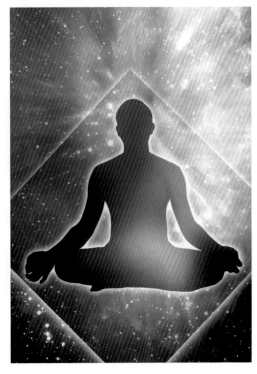

当时有些英国科学家们不相信，认为亚巴尔是幻觉，中了一些宗教巫师卖弄的障眼法伎俩。亚巴尔坚决否认，他认为自己当时头脑绝对是清醒的，目睹的情景真真切切。

这位僧人在做人体高空飘浮时，并没有邀请他观看，是他偶尔碰上的，根本没有什么障眼法之说。

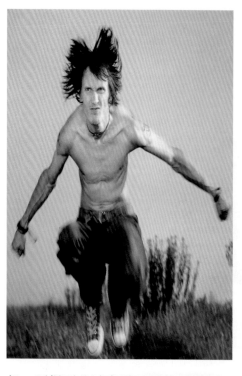

人体漂浮术的奥秘

印度的物理学家辛格·瓦杰巴博士观察、研究人体飘浮术多年，也接触过几位有此功能的人。令他奇怪的是这些人都隐居在深山大泽之中，从不愿展示自己，过着与世隔绝的生活。他们的行为方式及逻辑思维与现代社会格格不入，如果让他们讲解此功是如何练成的就更困难了。

瓦杰巴博士曾用几种现代物理探测仪器来探测其中的微妙，均无结果。越研究越感到这是奇妙的神话，令人难以理解。所以，瓦杰巴博士认为：印度军事家想把人体飘浮术用到军事作战方面，那是令人不可思议的幻想，要揭开此谜尚需要更长的时间，人类的科技水平能真正发现、挖掘人体内潜在的特殊功能，才能揭开谜底。

印度的军事学家早就注意到人体飘浮术确实存在，并且在设想把它用

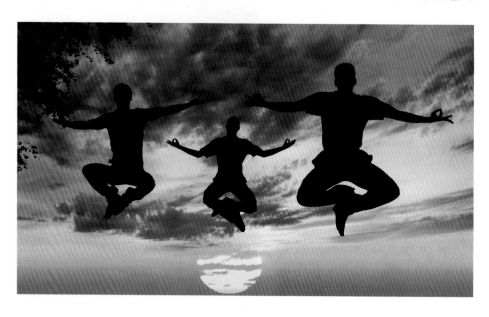

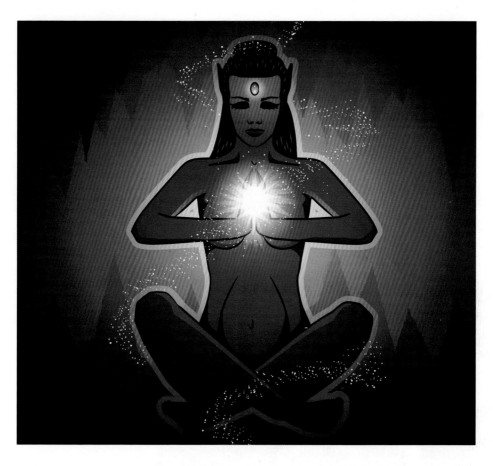

于军事作战。组织一支"超人"的军队，那就不怕敌方的地雷、坦克、导弹、轰炸机的攻击，随时可以突击到敌人的后方击败对方，就不必再花更多的钱研制尖端武器。印度的一些科学家们认为：这样的设想很难实现，因为当今科学家尚弄不懂人体飘浮是如何形成的。

当今为世人所了解的4种力量，即：万有引力，电磁力，强相互作用、弱相互作用之外，我们只能假设还有第五种力量。这第五种力量又是如何从人体产生的？又如何推动人身升空？至今仍然是一个谜。

如果人体飘浮术确实存在，物理学原理就彻底被推翻了。当然如今的科学水平尚不能解释自然界中的所有特异现象。特别是瑜伽术的超越冥想功，更难用科学的道理去解释。正如许多不可思议的现象一样，"人体飘浮"至今尚未找到合理的解释。有人认为，人体飘浮者其实是借助外力或小道具，进行飘浮；又或是运用小法术，令观众产生幻觉。

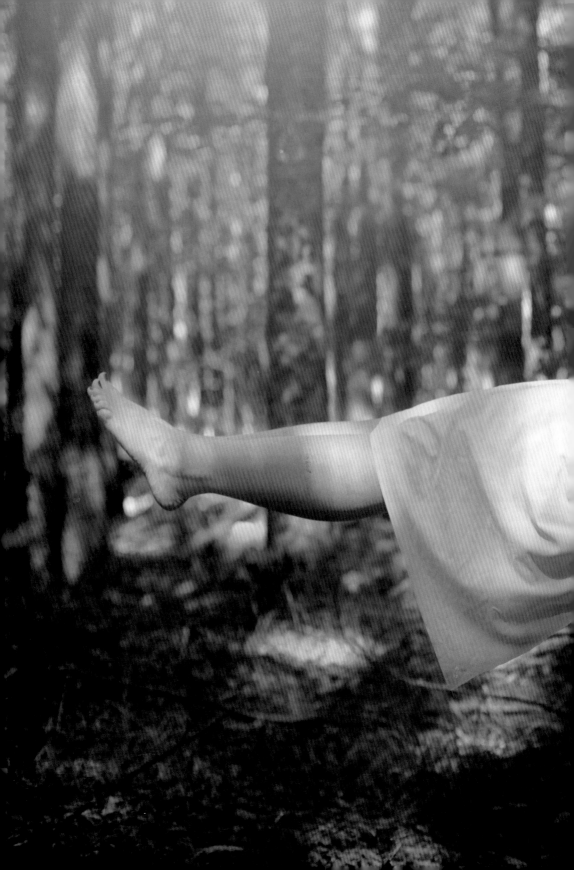

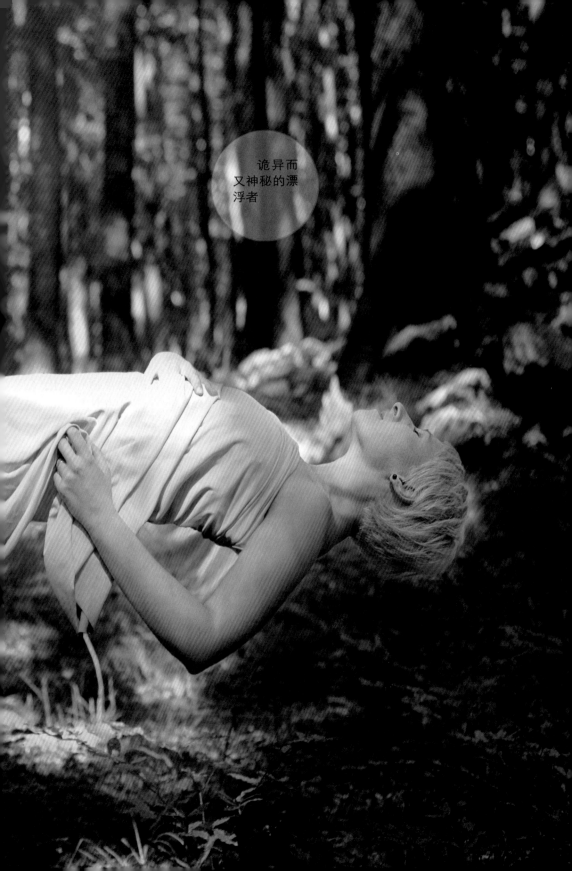

诡异而
又神秘的漂
浮者

头发中的
奥秘

拿破仑之死

　　拿破仑是法国历史上叱咤风云的人物，关于他的死因，一直是个谜。

　　20世纪60年代，瑞典牙科医生、业余病理学家伏素夫伍德，用现代科学技术对一根拿破仑的头发进行了化验，发现这根头发每克中砷的含量竟高达10.38微克，比正常人高10多倍！砷是有毒元素，它的化合物三氧化二砷就是砒霜，有剧毒。直至现在人们还对他的死因抱有怀疑的态度。

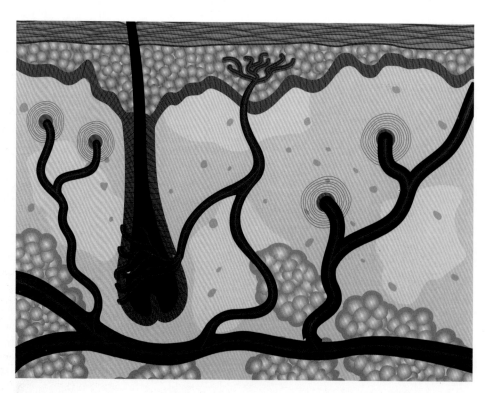

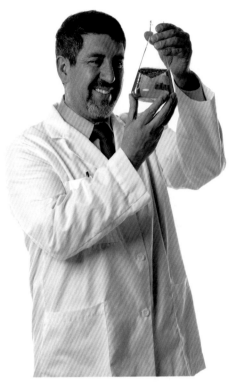

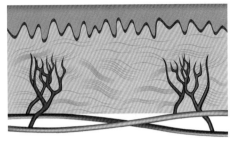

人体名片

名称: 头发

类别: 人体毛发

特点: 长在人的头部, 颜色
       各异, 由角质蛋白组成

年龄: 不限

国家: 不限

头发的加工厂

　　每根头发都有毛囊。毛囊底部为一乳头状的突起, 这便是制造头发的工厂, 里面还有血管, 以供给能转换成头发细胞的原料。在乳头状的表面, 新细胞将旧细胞挤出以增加头发的长度, 当头发长到使其尖端突出头皮毛囊时, 头发就变硬了。

　　头发每天都在生长, 速度与年龄、健康状况有关。人的头发有一个生灭的循环历程, 每15分钟, 头上的头发有90%在生长, 而10%则处于休止状态。这10%的头发将维持到3个月以后渐渐脱落。

　　人类的头发, 还有一个与其他动物不同的特征, 就是没有"触觉"或"毛感", 如猫的触须极为敏感, 而人的头发却没有这种功能。

　　人的头发抗拉力很强, 尤其中国人的黑发抗拉力就更强。杂技团的飞技表演家可用自己的头发悬在空中表演。另外人的头发还极有弹性, 在断裂之前, 可拉长20%左右。

Ren De Da Nao

Ji Neng

人的大脑机能

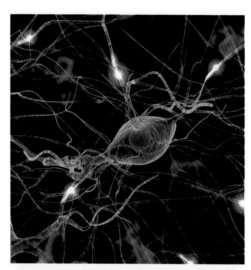

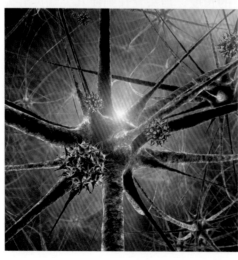

中枢神经系统

每个称为神经元的神经细胞就是一个工作单位，这种大脑最初级的单位的机能仍未清楚。大脑的能量似乎更多地来源于神经之间的相互作用，而不是来源于神经元本身。神经元不但接受电化学冲动，同时释放能量，使各种信息得以在神经系统传递，这些冲动由一个神经移向另一个，通过大脑迅速地传递各种信息。

人体的中枢神经系统——思维和行为的控制室，不仅指大脑，还包括脊髓。来自大脑的各种指令和人们产生的各种感觉通过脊髓得以连接。大脑最显著的外部特征是构成大脑的两个软半球，左右半球分别控制对侧躯体的各种活动以及接受来自对侧躯体的各种感觉。

皮质下的白色物质构成两半球，两半球通过数种连接组织而相互沟通，最大的连接组织称为

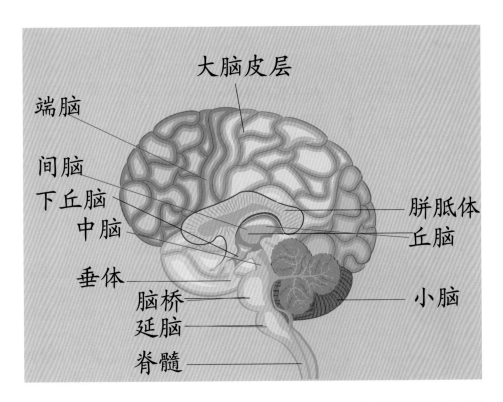

大脑皮层

端脑

间脑

下丘脑

中脑

垂体

脑桥

延脑

脊髓

胼胝体

丘脑

小脑

上图：人的大脑结构图

胼胝体。跨越两半球的大部分信息是通过胼胝体传递的，人类的胼胝体估计含有100万根纤维，而信息的传递就是依靠这些纤维进行的。

小脑和脑干

小脑位于大脑半球下面，它在大脑与脊髓之间起着至关重要的连接作用。小脑的主要作用在于协调肌肉的运动并决定肌肉运动的快慢。小脑也有两个半球，与平衡和肌肉协调有关。

脑干深埋于大脑与小脑下面，有专门调节心跳、呼吸、血压等人体基本生命活动的中枢，脑的这部分与大脑的最下部——下丘脑有着许多联系，下丘脑似乎与人的情绪变化有着非常重要的关系。

人体名片

名称：大脑

类别：人体器官

特点：产生意识和思维，是人体最重要器官

年龄：不限

国家：不限

Ren Ti De

Fu Gai Wu

人体的
覆盖物

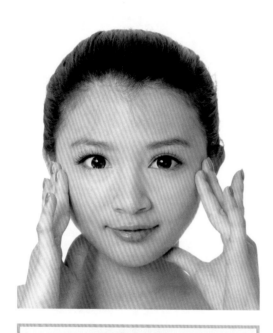

人体名片

名称：皮肤

类别：人体器官

特点：平均为厚度0.2毫米，有弹
　　　性，可分泌汗液

年龄：不限

国家：不限

人体的皮肤

　　细胞再生的自然过程在短短的数周内就可以供给人们1.86平方米极为精美的新皮肤。

　　新生的皮肤取代了那些在洗澡、运动等活动中经受摩擦、不断老化的皮肤。

　　皮肤具有一定的湿度，并防止占体重60%的水分被挥发。它是抵御污物和细菌的屏障，与位于其下面的脂肪层一起，构成人体的外表并发挥承受撞击的缓冲作用。皮肤也具有良好的弹性，是人体理想的覆盖物。

皮肤感受器

　　皮肤分3层：外皮层、真皮和皮下层。所有皮肤的重要结构都位于相对较厚的真皮中。当外层细胞消耗殆尽，新生的细胞就从真皮中外移。在整个生命过程中，真皮与外皮间的细胞新陈代谢过程从未停止。

外皮层下存在着数以百万计的神经末梢，许多神经末梢具有特殊的结构，借以分辨来自皮肤的各种感觉。这些"感受器"至少可分辨出5种感觉：痛感、热感、冷感、压力感和触感。

每一种皮肤感觉都是部分或上述全部5种感觉的混合体。在诸如指尖或嘴唇的敏感区域，每平方厘米的外皮都存在着200多个触觉"感受器"。而在诸如肩膀等不敏感区域，每平方厘米表皮所存在的触觉"感受器"则只有敏感区域的1/50。

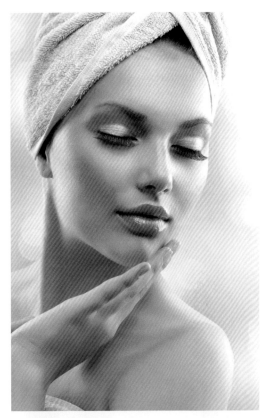

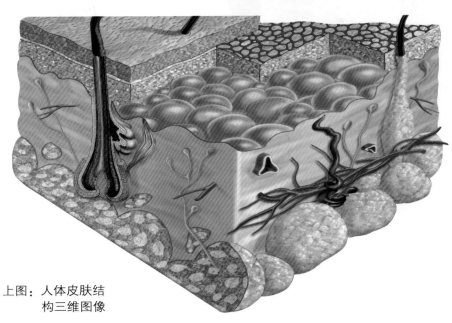

上图：人体皮肤结构三维图像

Xiu Jue
De
Ao Mi

嗅觉的
奥秘

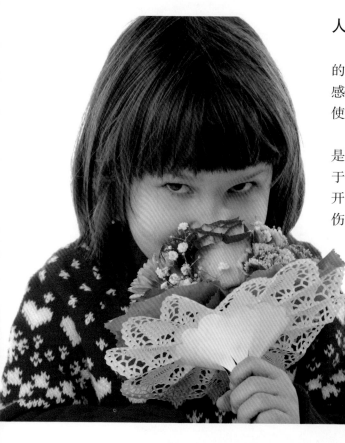

人类的嗅觉

传统的生理学常常把人类的嗅觉看做正趋向退化的原始感觉。如今，一系列新的研究使生理学家对嗅觉刮目相看。

研究者认为，嗅觉可能是人类最重要的感觉，许多关于嗅觉的谜团正等待人们去揭开。据统计，大约每15个脑外伤病人中就有一人会丧失嗅觉。此外，流行性感冒、脑瘤、过敏性变态性反应、老年等原因也会造成部分或全部、暂时或永久的嗅觉丧失。

研究结果证明：人们享用各种食物时，至少有3/4的美味感觉来自于嗅觉，只有1/4来自味觉。这是因为食物的各种香气通过嘴巴背后的鼻咽直接进入鼻腔，被大脑感知。

一旦失去嗅觉，美味佳肴就会大为失色。倘若你把鼻子捏住，就很难说出是在吃一片苹果还是一片生马铃薯。

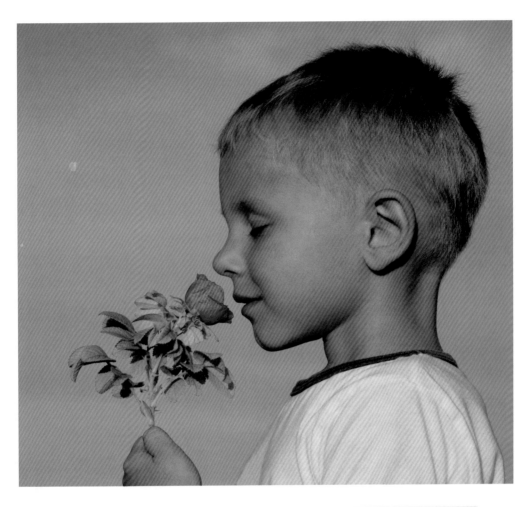

动物的嗅觉

  脊椎动物的嗅觉感受器通常位于鼻腔内由支持细胞、嗅细胞和基细胞组成的嗅上皮中。

  在嗅上皮中,嗅觉细胞的轴突形成嗅神经。嗅束膨大呈球状,位于每侧脑半球额叶的下面;嗅神经进入嗅球。嗅球和端脑是嗅觉中枢。

  在昆虫方面,它们的触角有嗅毛。外界气味分子接触到嗅感受器,引发一系列的酶级联反应,实现传导。

人体名片

名称: 嗅觉

类别: 身体行为

特点: 能辨别各种气味

年龄: 不限

国家: 不限

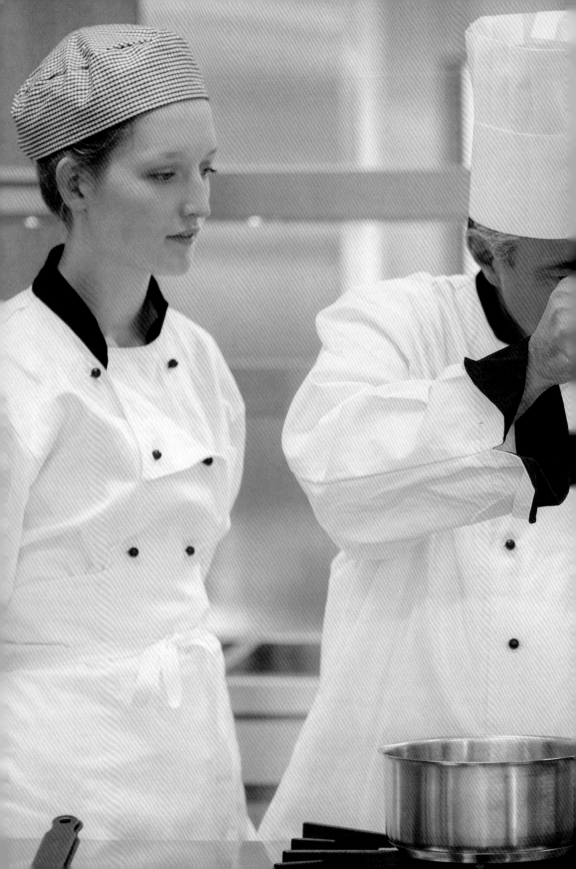

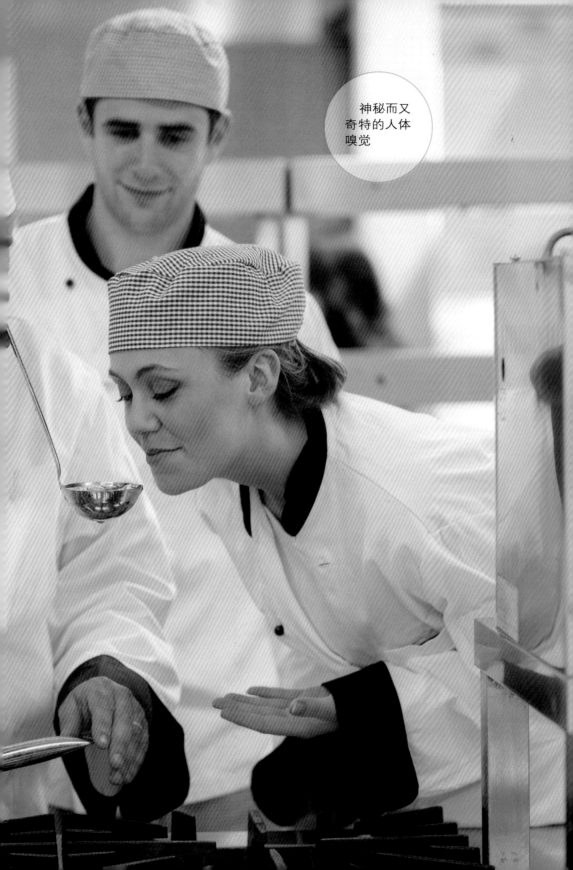

神秘而又奇特的人体嗅觉

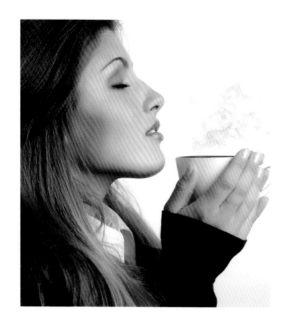

有趣的是雄性家蚕只能嗅到雌性的外激素。但相当灵敏，只要一分子的外激素就能引起它的神经冲动。

警察追捕逃犯时，警犬是得力的助手，它依靠敏锐的嗅觉，可以发现逃犯留下的微弱的气味，从而找到逃犯。

探索嗅觉的奥秘

嗅觉是一种原始的感觉。人类不像一些野生动物需要依靠嗅觉生存。按照进化的法则，人类的嗅觉应该逐渐退化，变得越来越不灵敏。然而事实并非如此。

在美国费城进行的人类嗅觉灵敏度实验，其结果令人吃惊：人可以用嗅觉区分两只外貌完全一样的老鼠，这两只老鼠各方面的遗传特征几乎完

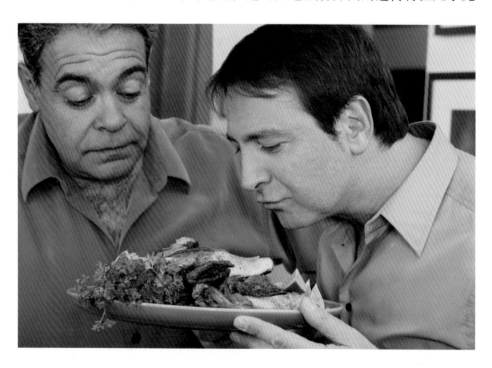

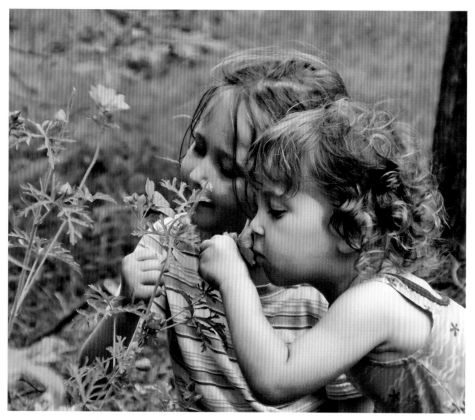

全一样，只是染色体上有一组基因不同。

这样细微的遗传差异，即使用最先进的分析仪器也难以鉴别，可是人却能用鼻子嗅出它们尿液的不同。人类为什么会保持这样敏锐的嗅觉，这是一个谜。

在生活中，不论是什么气味，香的或臭的，甜的或酸的，都一股脑儿进入人的鼻子，我们无法选择。而气味总是与记忆相联系的，没有记忆，气味将变得毫无意义。

嗅觉和记忆在大脑中是怎样联系的，科学家们至今仍不太清楚。

研究者还发现，嗅觉和记忆的联系虽然紧密，但人们对嗅觉的记忆也不很精确，这一点不像视觉和听觉。

我们看到一张陌生的脸，立刻可以断定这是从来没有看到的，而我们闻到一种从来没有闻过的气味时，却常常觉得似曾相识。为什么人对嗅觉的记忆不如对视觉的记忆精确？这又是个有趣的谜。

再识器官功能

Zai Shi Qi Guan Gong Neng

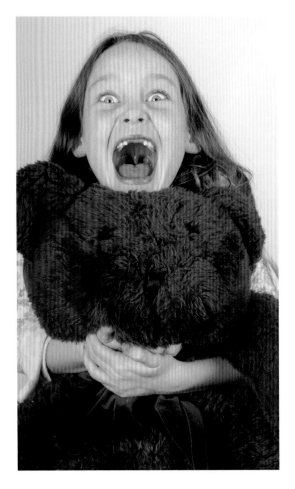

上图：扁桃体，是人体近喉部两侧的多个腺体组织，张开嘴巴就能看见。

扁桃体

最近，儿科专家们普遍认为，扁桃腺在阻止细菌和其他异物进入肺脏和消化系统过程中发挥着有益的作用。扁桃腺曾经被认为是既多余而又令人讨厌的典型器官。现在，专家们建议，只有在扁桃腺已成为重复感染病灶的情况下，才该考虑予以摘除。

阑尾

不久前，在进行腹腔外科手术时，许多外科医生总是漫不经心地顺手摘去健康的阑尾，作为"送给病人的一件小礼物"。然而，现在一些医生相信，阑尾在人体免疫系统中发挥着某种作用。外科医生已不再利用这一方便的机会迫不及待地把它摘除掉了。

长期以来一直认为，胸

腺是无用的器官。现在才知道，尽管在发育期后，胸腺的作用可能相对减少了，但它对胎儿和婴儿白细胞的抗体的生长具有重要作用。

松果体

也许，最令人感兴趣的"无用"器官是神秘的松果体，甚至这名字都存在争议。许多科学家提出，它是否也像其他真性腺体那样分泌着某些物质，认为它是无用的退化器官。但是经过科学家的研究证实松果体具有调节生殖的作用，松果体中的血清素与大脑其他部位的血清素之间是否存在某种关系，目前还不得而知。但是，这种可能存在的关系值得进一步探索。

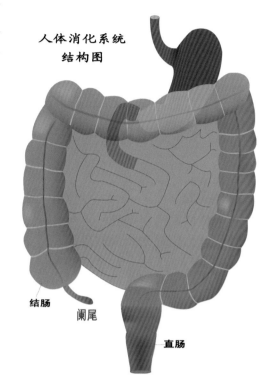

人体消化系统结构图

结肠

阑尾

直肠

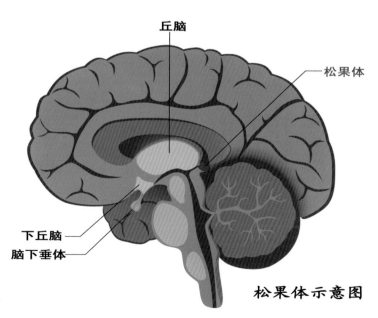

丘脑

松果体

下丘脑

脑下垂体

松果体示意图

Jie Mi
Ren Ti
Mi Ma

解密人体密码

大脑的重量

大脑重大约1400克，不包含头骨重量，比恐龙的大脑还重。一条9米长的恐龙，大脑只有核桃般大小，约70克。

人的大脑包括80%的水，其中25%被用于有氧及糖分的体内循环，以补给营养。人发育到18岁时，脑袋就不会再长了，据估计，脑细胞每天要死亡约10万个，一个人的脑储存信息的容量相当于一万个藏书为1000万册的图书馆，最善于用脑的人，一生也仅使用掉脑能力的10%。

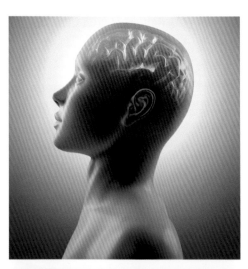

一天排汗量高达10升

人每天从皮肤的汗腺排出的水分，至少也有0.5升，最大排汗量可达到一天10升，每小时排汗量最大可达2升。

随着季节的更替，人体的排汗量也会发生很大的差异：盛夏时，一个人平均一天的排汗量可达4升至5升；春天及秋天，一天

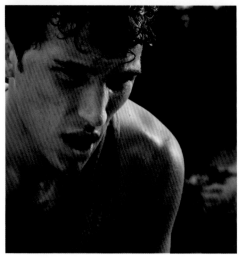

的排汗量是0.8升左右；冬天出汗量不大，但至少也会排出0.5升，相当于3大杯水。

舌头有一万个味蕾

舌头由17块肌肉组成，所以异常灵活。看似灵巧的舌头，实际丈量起来也不小，长0.09米，重50克。我们的舌头上布满味蕾，但你知道我们的舌头有多少味觉，布满了多少味蕾吗？

有医生说，人类的舌头有500种不同的味觉，舌头上的味蕾有10000个，每个味蕾带有50个味细胞。人在品尝食物时，会动用到舌头上的9000个味蕾。

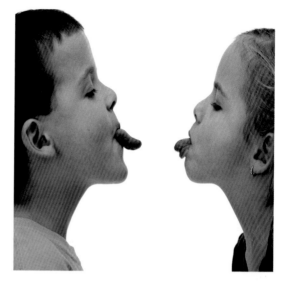

每天吞口水500多次

一个人在24小时内，吞口水的次数大约为580多次，这是因为即使不吃东西，我们也得不断地把口腔分泌的唾液吞进去。而且在不同的场合，吞口水的频率也不同：坐着看书时，每小时吞口水次数达37次；说话时唾液增多，吞口水次数更高。一生中会产生23600升唾液，足够装满两个奥运会游泳池。

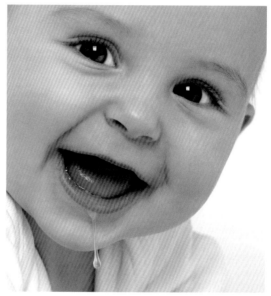

一辈子小便天数为三十六天

有人估算，一个人平均一天会小便5次，每次大约持续20秒；也就是说，一个人一天会小便近2分钟，一个月是1小时，每年12小时。那么，一个人一辈子约有36天用来小便。

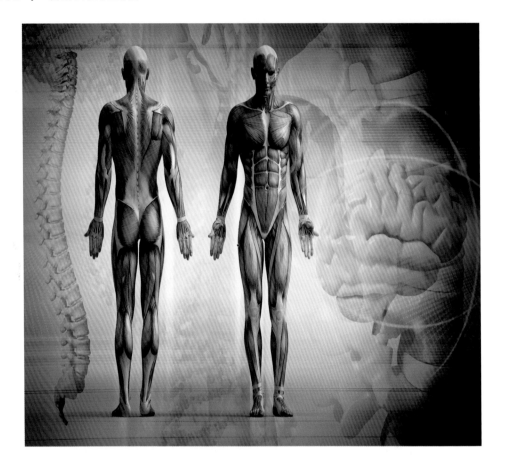

肌肉是人体的发动机

从解剖学看，人体共有600多块肌肉，它们大大小小、长长短短、能伸能缩、配合默契，为人的每一个动作提供动力，因此有人把肌肉称为人体的发动机。

据统计，如果6平方厘米的肌肉同时收缩，就能举起20~60千克的东西，如果全身的3亿根肌肉纤维朝一个方向一起收缩，会产生25万牛顿的力，能够举起约25510千克重的东西，抵得上一部起重机了。

一辈子手指屈伸两千多万次

有人估计，人的双手能做出上亿个动作。一只手有8块腕骨、5根掌骨、14根指骨、59条肌肉和发达的神经、血管系统。

人的手十分灵巧，一秒钟内，人的手掌可以转动好多次。人的一生中，除了睡觉以外，双手几乎从不休息，手指屈、伸至少2500万次。

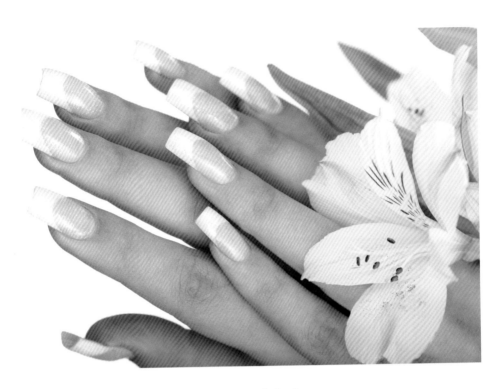

一生心跳总次数约为二十五亿至三十亿次

　　科学家发现，乌龟的寿命可长达177年，因为它每分钟的心跳只有6次，一生心脏的跳动次数约为5.6亿次。

　　令人惊奇的是，所有哺乳动物一生的心跳次数基本上是一样的，大约为7.3亿次左右，而人一生的心跳总次数约为25亿至30亿次。

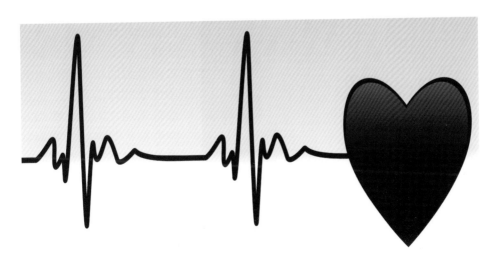

Jian Lao
Jian Shuai De
Qi Guan

渐老渐衰的器官

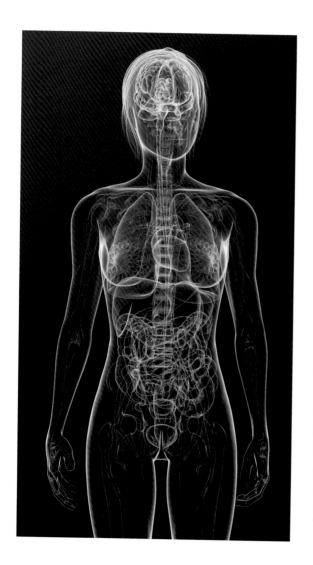

大脑

人到20岁后大脑开始衰老，随着年龄增大，大脑中神经细胞的数量逐步减少。出生时神经细胞的数量达到1000亿个左右，但从20岁起开始逐年下降。到了40岁，神经细胞的数量开始以每天10000个的速度递减，从而对记忆力、协调性及大脑功能造成影响。

英国神经学家表示，尽管神经细胞的作用至关重要，但事实上大脑细胞之间缝隙的功能退化对人体造成的冲击最大。大脑细胞末端之间的这些微小缝隙被称为突触，突触的职责是在细胞数量随我们年龄变得越来越少的情况下，保证信息在细胞之间正常流动。

眼睛

    人到40岁后眼睛开始衰老，老视情况比我们预想中出现得早，一般人从40岁开始就变成了远视眼。这是因为随着年龄的增长，眼部肌肉变得越来越无力，眼睛的聚焦能力开始下降。

牙齿

    人到40岁后牙齿开始衰老，人变老的时候，唾液的分泌量会减少。

    唾液可冲走细菌，唾液减少，牙齿和牙龈更易腐烂。牙周的牙龈组织流失后，牙龈会萎缩，这是40岁以上成年人常见的状况。

心脏

    人到40岁后心脏开始衰老，从40岁开始，心脏向全身输送血液的效率大幅降低，这是因为血管逐渐失去弹性，动脉也可能变硬或者变得阻塞，造成这些变化的原因是脂肪在冠状动脉堆积形成。

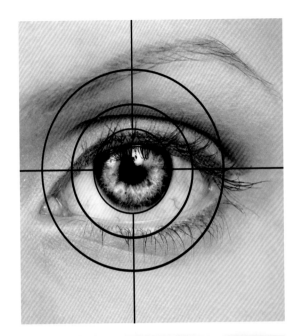

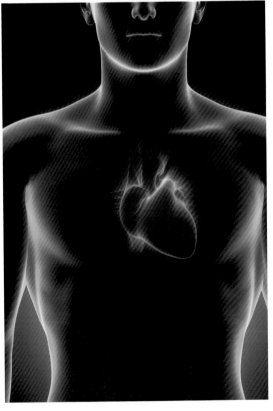

上图：人的眼睛在40岁以后就会开始衰老。

下图：心脏在人到中年后向身体输送血液的速度会变慢。

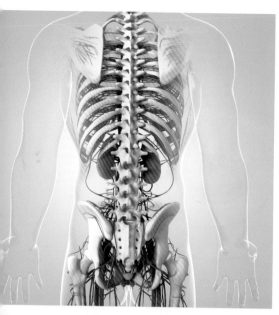

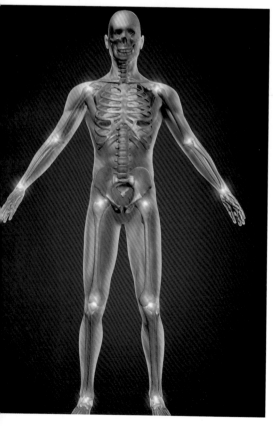

肾脏

　　人到50岁后肾脏开始衰老，肾脏过滤量从50岁开始减少，肾过滤可将血流中的废物过滤掉，肾过滤量减少的后果是，人失去了夜间憋尿功能，需要多次跑卫生间。

　　75岁老人的肾过滤量是30岁壮年的一半。

肝脏

　　人到70岁后肝脏才会变老，肝脏似乎是体内唯一能挑战老化进程的器官，因为肝细胞的再生能力非常强大。如果不饮酒、不吸毒，或者没有患过传染病，那么一个70岁捐赠人的肝也可以移植给20岁的年轻人。

骨骼

　　人到35岁后骨骼开始衰老，儿童骨骼生长速度很快，只要两年就可完全再生。成年人的骨骼完全再生需要10年。25岁前，骨密度一直在增加。

　　但是，35岁骨质开始流失，进入老化过程。骨骼大小和密度的缩减可能会导致身高降低。椎骨中间的骨骼会萎缩或者碎裂。

肠

　　人55岁后肠开始老化，健康的肠可以在有害和"友好"细菌之间起到良好的平衡作用。肠内友好细菌的

上图：肾在人们过50岁以后功能将减弱。

下图：骨骼在35岁以后就开始老化了。

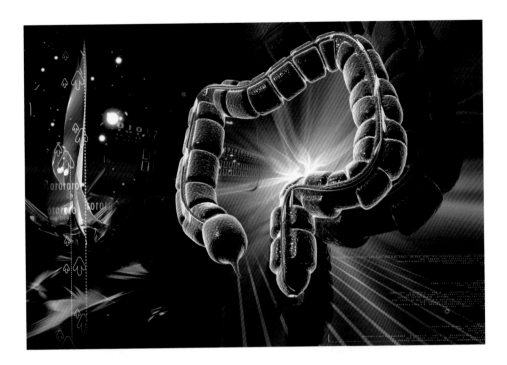

数量在我们步入55岁后开始大幅减少，结果使得人体消化功能下降，肠道疾病风险增大。

随着我们年龄增大，胃、肝、胰腺、小肠的消化液流动开始下降。发生便秘的概率便会增大。

皮肤

人到25岁左右皮肤开始老化，随着生成胶原蛋白的速度减缓，加上能够让皮肤迅速弹回去的弹性蛋白弹性减小，甚至发生断裂，在你25岁左右皮肤开始自然衰老。

女性在这一点上尤为明显。死皮细胞不会很快脱落，生成的新皮细胞的量可能会略微减少，从而带来细纹和褶皱的皮肤。

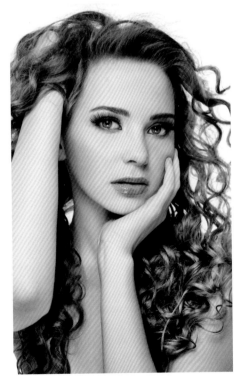

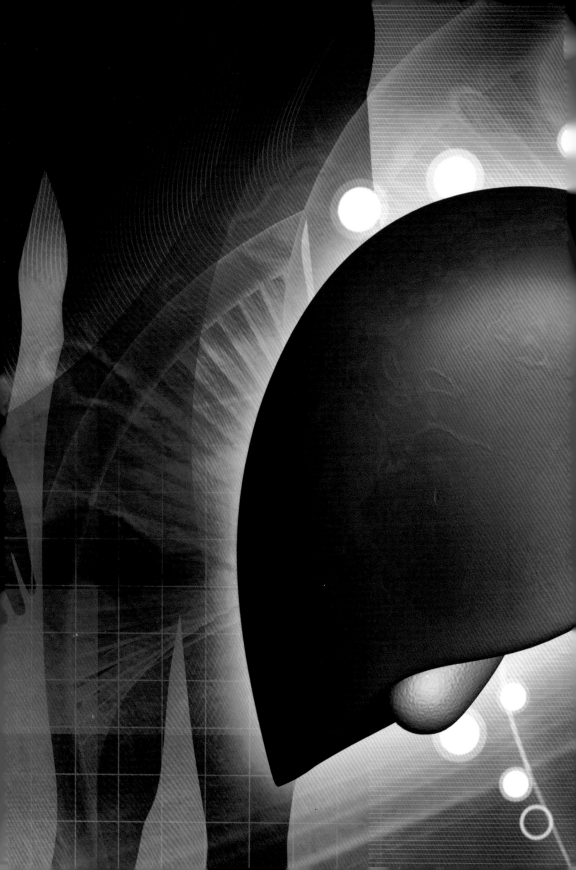

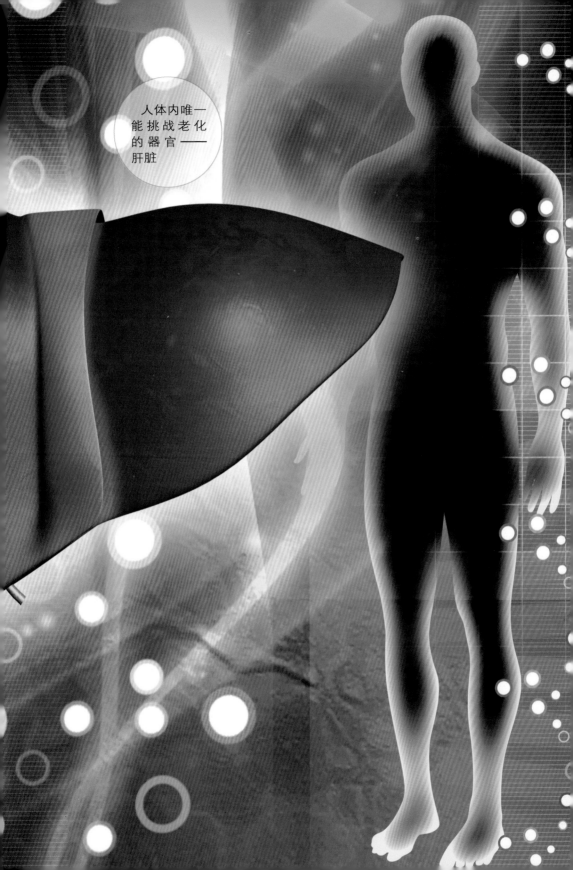

人体内唯一能挑战老化的器官——肝脏

Jie Mi Ren Ti

Guai Xian Xiang

解密人体
怪现象

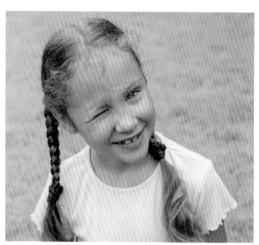

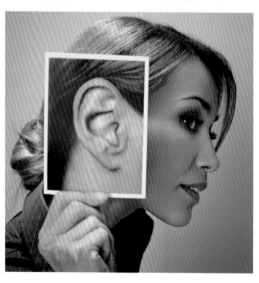

眼皮乱跳

眼皮跳与神经传导异常有关，导致眼皮的肌肉发生轻微的抽动。研究发现，全身疲劳、紧张、眼睛疲劳、营养不良、咖啡因、过度饮酒都会增加眼皮跳的发生。幸运的是，眼皮跳通常都不是大问题，可以自行缓解。

增大的耳朵

来自英国皇家医学院的研究显示，人从一出生，人体的外耳郭就处于快速生长状态，一直持续至10岁左右，此后每年增长0.22毫米。

其他研究还显示，耳垂自身也在不断增长中，男性的耳垂要比女性大；而由骨和软骨构成的内耳则长。

大笑之后的眼泪

专家对此尚未找到确切原因，唯一可能的解释是，哭和

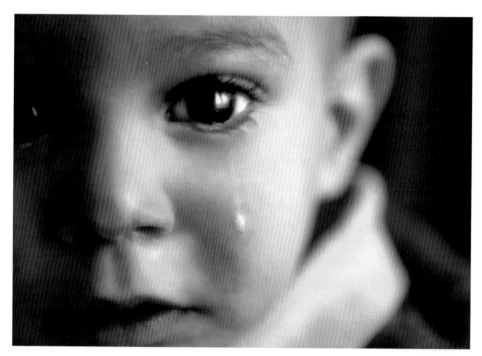

笑是相似的心理反应，两者都发生在强烈的情绪来临时，都会持续一段时间，都不能即"开"即"止"。

人们通常会把哭和悲伤联系起来，事实上，流泪是一个非常复杂的人体反应，疼痛、悲伤，甚至极度欢乐都会流泪。

研究证明，笑和哭都可以缓解压力，所以，当大笑之后又哭起来，这也是件幸运的事情。

切洋葱流泪

切开的洋葱会释放一种酶，产生刺激性的气体，此时，大脑就会给泪腺发出信号，让它制造出更多的眼泪以冲刷掉这些气

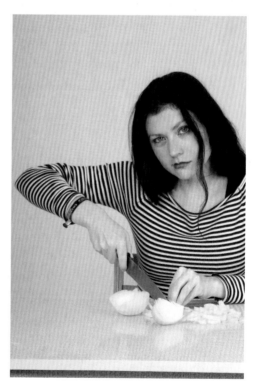

体，以免灼伤眼睛，这是人体的一种自我保护反应。

美国威斯康星州麦迪逊大学园艺学教授高曼博士指出。为缓解这种不适，可以在切洋葱之前将其冷冻，因为低温可以令酶的释放速度变慢。

此外，洋葱的底部含酶最多，可以最后切。

起鸡皮疙瘩

当人体感到寒冷或者害怕时，身上会起一层鸡皮疙瘩，这是因为在每根汗毛的下面都有一块小肌肉，叫做竖毛肌。

当它们收缩时，就会在皮肤表面凸现一个小隆起，同时，上面的汗毛也会竖起来。穿得暖和一些，让自己身处安静的环境中以及避免惊吓，都可以减少产生鸡皮疙瘩。

活动关节时发出响声

活动关节时，例如掰手指关节，有时会听到"啪"的一声，这是因为在关节腔中存在一些起润滑作用的液体，其内溶有气体。

当活动关节时，就会把这些气体从液体中挤压出来，从而发出声音。

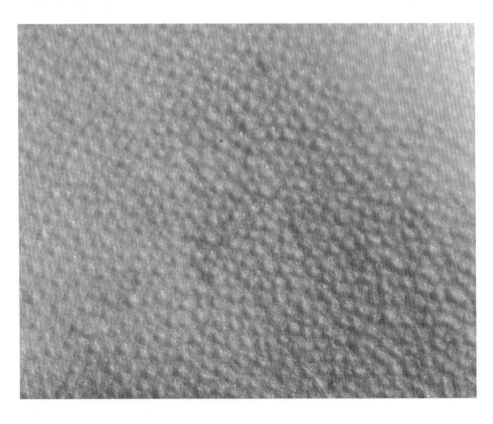

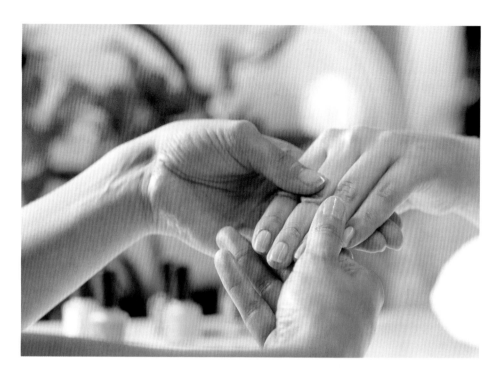

经常掰手指关节虽然不会导致关节炎，但会令握力下降，应改掉这个习惯。

产生麻木感

感觉异常和麻木是由流向神经的血流受阻所致。如果坐姿不舒服，这样坐了很长时间，或者只是双腿交叉坐了很长时间，这时身体的一个神经可能因受压过大，与大脑的联系被打乱，导致足部麻木。

这种情况跟身体局部区域因受伤或其他原因发炎，长期压迫神经产生的情况不同。

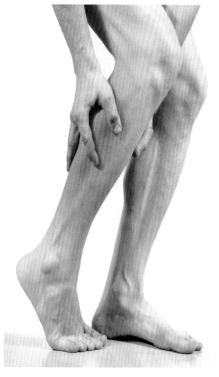

Ren Ti De | # 人体的
Fei Zao | # "肥皂"

神奇的"肥皂"

人体中也有一种天然的肥皂，它担负人体内的去污，清洁作用，它叫胆汁酸。

胆汁酸是一种甾类化合物，结构很庞大。它和人体里的金属离子一结合，甾体部分可以溶解有机化合物，而羟基部分可以溶解无机化合物，并

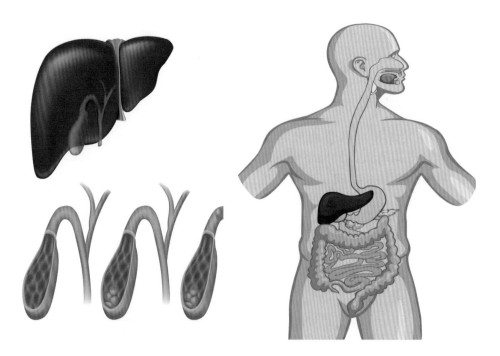

左上图：胆囊在肝脏上位置。　　右图：胆囊虽然不大，但在身体中起着极
左下图：胆囊的放大图样。　　　　　为重要的作用。

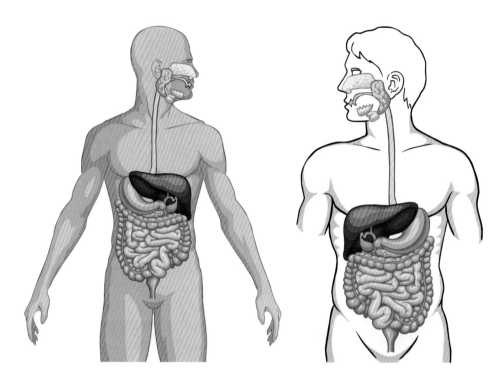

上图：胆囊（图片中绿色梨形）在右上腹，肝脏的下缘，附着在肝脏的胆囊窝里，借助胆囊管与胆总管相通。

且能产生比肥皂还多的泡沫。它能把内脏、肠胃中没用的油污冲刷掉，所以胆汁酸是名副其实的人体中的"肥皂"。

另外，胆汁酸和由它形成的盐，还能帮助人体消化器官消化脂肪。

"肥皂"的运作

新合成及再循环的胆汁酸被分泌至胆管以防止肝内高浓度的胆汁郁积。胆汁酸的主动运输是调节胆汁酸形成及流动的一个重要因素。

胆汁酸的分泌也高度影响着胆固醇、磷脂、胆红素分泌入胆汁。胆汁酸主动运输所产生的渗透压导致水和电解质分泌入胆管增加，从而使胆汁流过胆管的量增加。

胆汁酸在胆囊中的生理作用，胆汁酸在胆囊中储存浓缩是5倍至10倍。进餐后，胆囊在胰酶分泌素作用下发生收缩。在收缩过程中，胆囊的作用像马达，驱动肠肝循环。通常情况下，在进餐消化后30分钟内，十二指肠中的胆汁酸浓度急剧升高。

Qi Te De

Ren Ti Yin Hang

奇特的
人体银行

头发银行

澳大利亚的墨尔本创办了一家别具一格的头发银行，专门为严重脱发的人和老年秃顶者移植使用。

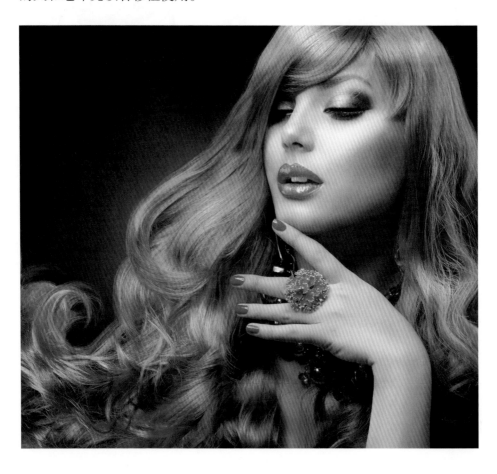

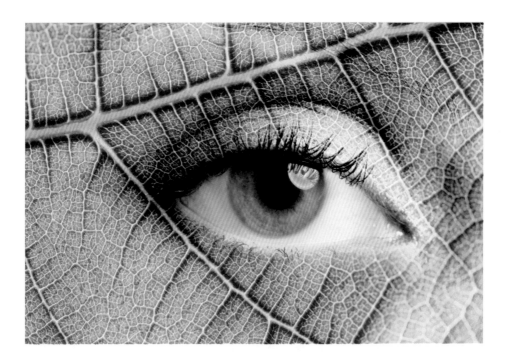

眼球银行

1967年德国开设的，是一家专门收集和储存刚刚死亡的人的眼球，供国内外眼科医生为患者移植所设的银行。

手指银行

我国上海的第一人民医院，有一间自备的手指银行。他们把具有活力的手指保存在低温的冰柜里，可以存活1000天。这家医院已为100多个缺少手指的人提供了再造手指，成功率达91%。

肾脏银行

是美国近来专门为需要换肾的人设立的银行。患严重肾脏疾病的人可以办理预约登记，遇有人因车祸或事故突然死亡，这所银行就会把健康而又有生命活力的肾脏送往医院，为患肾脏病者换肾。

细胞银行

美国休斯敦有一家细胞银行，专门冷冻大量的人体细胞和动物细胞。供从事细胞研究的科学家使用。这些细胞在零下190度的贮藏室里，可以保存生命活力达1000年之久！

Ren Ti
Jing Bao
Zhuang Zhi

人体警报装置

淋巴结警报

淋巴结为什么能对人体的某些疾病部位发出警报呢？这与它的功能有关。淋巴结的功能主要是通过淋巴管收集人体各部的淋巴回流，过滤淋巴液，消灭细菌，清除细胞残体和其他异物；另外淋巴系统还常成为癌转移的通路。

当细菌、异物或癌细胞通过淋巴结时，淋巴结内的细胞就同它们作战。在作战过程中，淋巴结发生的变化，就构成了报警信号。

正常人体浅层的淋巴结像米粒一样大小，一般我们不会触及它们，它

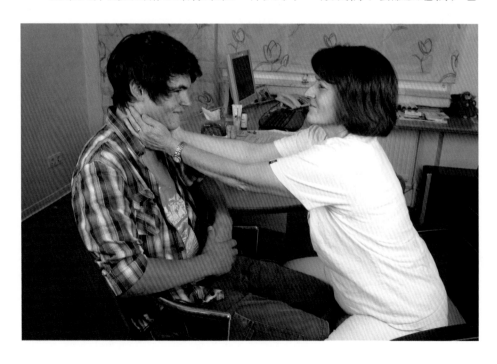

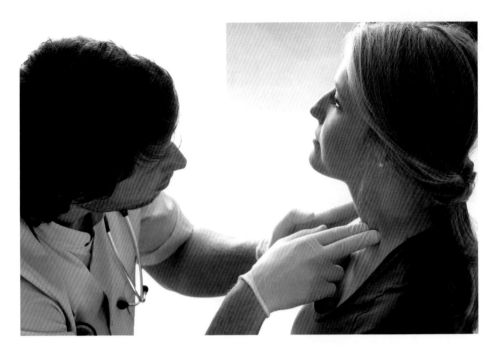

们质地较软，光滑且可移动，如果淋巴结出现肿大、疼痛、压痛、质地变硬或变软，与周围组织粘连，也不再像以前那样光滑，有破溃或触及波动等，那么这些就都是"淋巴结警报"。

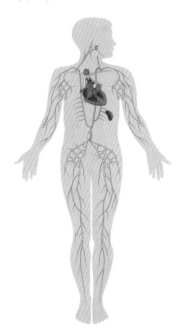

各种各样的警报异常

不同部位，不同性质的淋巴结异常有不同的意义。

肿大是淋巴结异常中最常见的现象。颌下淋巴结肿大多可引发口腔、面颊、咽峡扁桃体炎症或白喉、猩红热及淋巴结自身病变等。耳前淋巴结肿大，常是眼睑、颊、耳颞部发炎引起的；枕部淋巴结肿大，常常是因为头皮有了炎症；左侧锁骨上淋巴结肿大，多见于胃癌、肝癌、胰头癌、胰体癌、结肠或直肠癌；右侧锁骨上淋巴结肿大，多见于支气管肺癌、食道癌；腋下淋巴结肿大，常见原因为乳房，上肢等部位发炎。

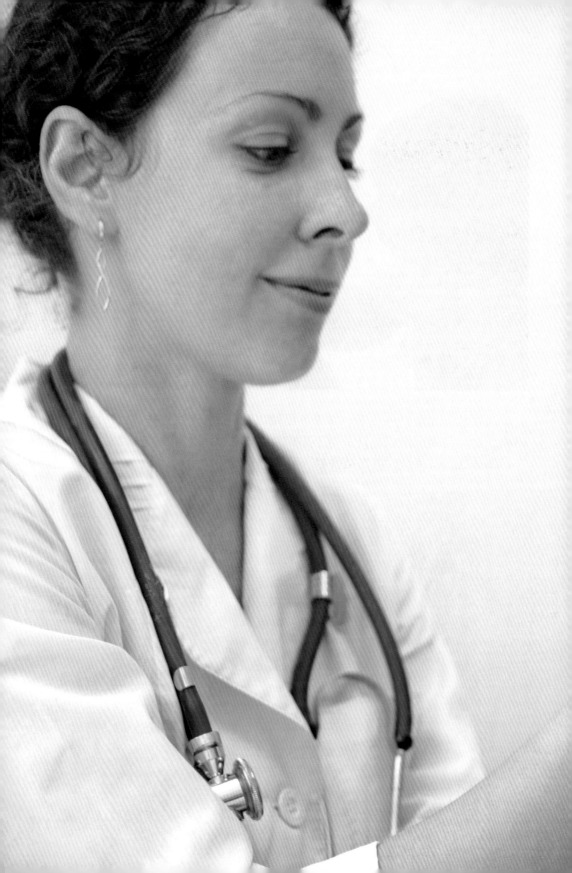

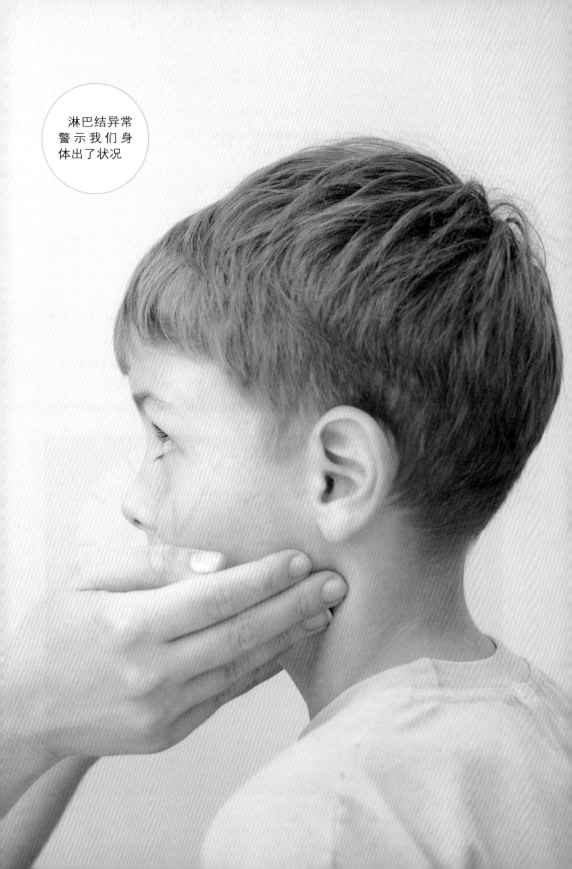

淋巴结异常
警示我们身
体出了状况

Ren Ti
Sheng Wu Zhong
Zhi Mi

人体生物钟
之谜

隐性时钟

　　万物之灵的人类，同样受着生命节律的支配。什么是人体生物钟？有人把人体内的生物节律形象地比喻为隐性时钟。

　　科学家研究证实，每个人从他诞生之日直至生命终结，体内都存在着多种自然节律，如体力、智力、情绪、血压、经期等，人们将这些自然节律称作生物节律或生命节奏等。

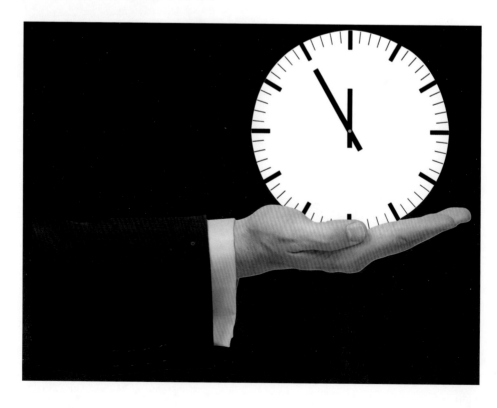

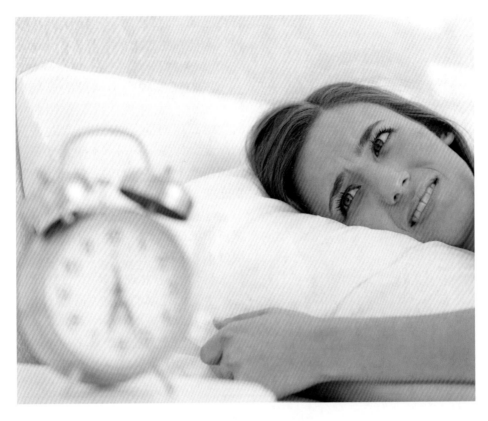

　　人体内存在一种决定人们睡眠和觉醒的生物种，生物钟根据大脑的指令，调节全身各种器官以24小时为周期发挥作用。

　　在日常生活中，人体的生理会发生有节律的周期性变化，如正常人的呼吸是白天快、夜里慢；体温在清晨2时至6时偏低，17时至18时偏高；脉搏在早晨比较平稳；血压一天有两个高峰时段：晨起和傍晚前。

　　人体的排尿量和尿的成分，也会随着昼夜而发生周期性变化。人体内细胞的分裂、血液成分、眼内压和瞳孔的光反射等，都有昼夜周期性变化。

生物钟

　　科学家通过研究和探索，终于揭开了其中的奥秘，原来在人体内

人体名片

名称：生物钟

类别：身体行为

特点：提示时间和事件、维
　　　持一种既定状态

年龄：不限

国家：不限

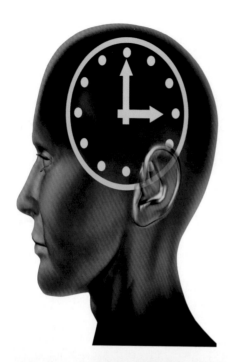

有自己的"时钟",人们称它为生物钟。人体在生理上的有节律变化都与生物钟有密切关系。

人们还发现,运动员的成绩好坏,也有一定的规律性。夕阳西下时,跳高运动员常能轻快地跳过较高的高度;体操运动员和举重运动员,往往在晚上19时至21时,感到精力特别充沛。

这种兴奋状态是怎么产生的呢?据科学家研究,很可能与生物钟的作用分不开。

科学家还发现,人体的衰老也是受生物钟控制的。有人通过实验证明,在人的细胞内有一个"钟",规定着它们在死亡前要繁殖多少次。可见人体内的生物钟的巨大作用。

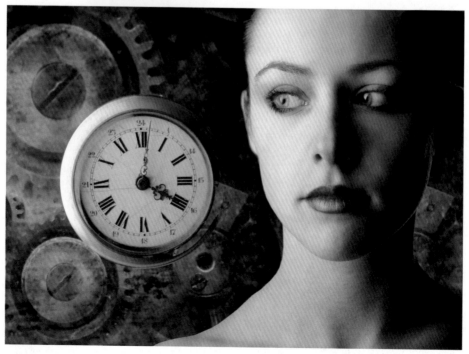

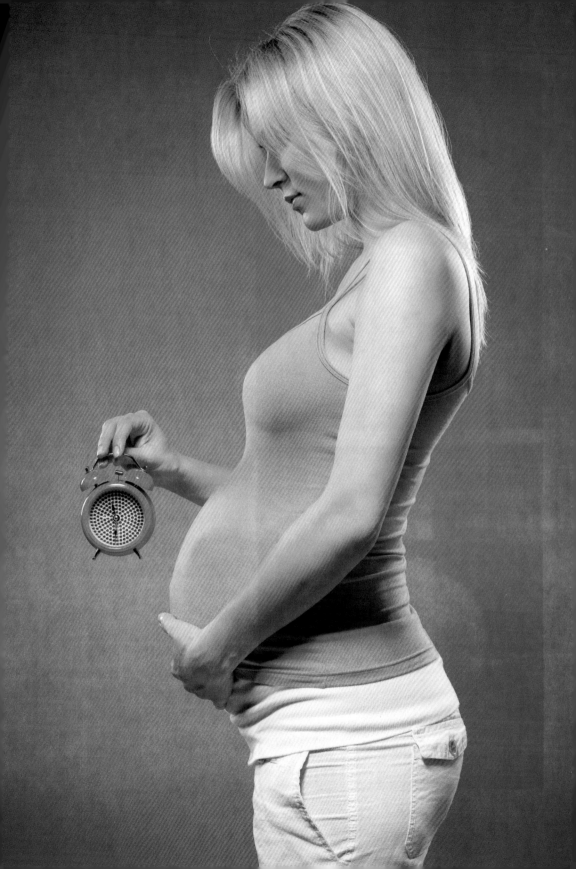

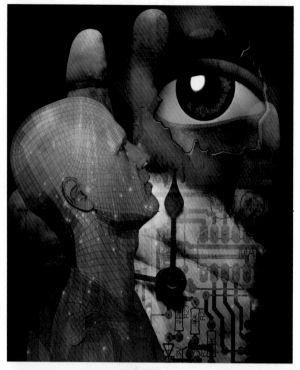

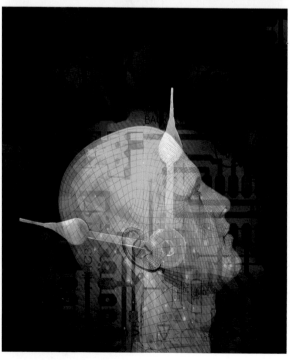

随着研究的深入，人们发现，不仅仅人类，在微生物、植物以及动物等生物中，都有生物钟的存在。那么，生物钟的本质又是什么？它究竟在生物体的什么地方呢？

探索生物钟之谜

通过实验，有一些科学家认为，生物钟是生物体内固有的，是生物在几百万年乃至上千万年的进化中，宇宙的自然节律在生物体基因上刻下的深深的烙印，因此也是可以遗传的。生物钟还不受环境中各种因素变化的影响。

但也有些科学家持不同意见。他们认为，生物钟是生物体的生理功能对外界环境某种信号的反应，因此是受外力调节的。现在，对生物钟研究的序幕还只刚刚拉开，生物钟的机理仍然是个谜。

生物钟到底是什么，科学家也没有统一的看法。人体的生物钟藏在哪里，是如何起作用的，还不十分清楚。

在未来的航天时代，如果人们远离地球，生物钟还是否起作用？如果不起作用的话，是否会给人类带来致命的影响？这一系列的奥秘，都有待科学家们去探索。